幸福妈妈

怀孕40周

同步全书

岳然/编著

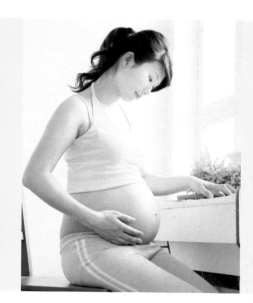

中国人口出版社
China Population Publishing House
全国百佳出版单位

图书在版编目（CIP）数据

幸福妈妈怀孕40周同步全书／岳然编著．—北京：中国人口出版社，2014.7

（完美孕产育系列）

ISBN 978–7–5101–2580–5

Ⅰ．①幸…　Ⅱ．①岳…　Ⅲ．①妊娠期—妇幼保健—基本知识　Ⅳ．①R715.3

中国版本图书馆CIP数据核字（2014）第119259号

幸福妈妈怀孕40周同步全书

岳然 编著

出版发行	中国人口出版社
印　　刷	河北美程印刷有限公司
开　　本	820毫米×1400毫米　1/24
印　　张	10
字　　数	200千
版　　次	2014年7月第1版
印　　次	2014年7月第1次印刷
书　　号	ISBN 978–7–5101–2580–5
定　　价	39.80元（赠送CD）

社　　长	陶庆军
网　　址	www.rkcbs.net
电子信箱	rkcbs@126.com
总编室电话	（010）83519392
发行部电话	（010）83534662
传　　真	（010）83515922
地　　址	北京市西城区广安门南街80号中加大厦
邮政编码	100054

目 录

Part 3

第2个月　好情绪成就快乐宝宝

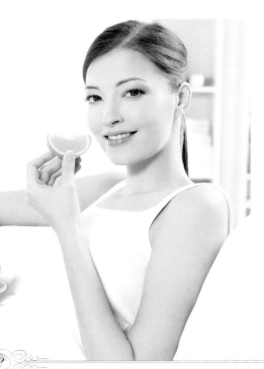

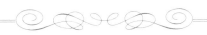

Part 7

第6个月　跟胎宝宝的初次相见

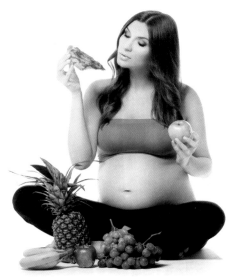

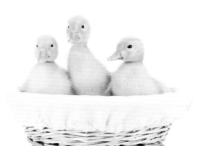

Part 9

第8个月　胎宝宝越来越顽皮

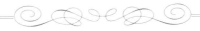

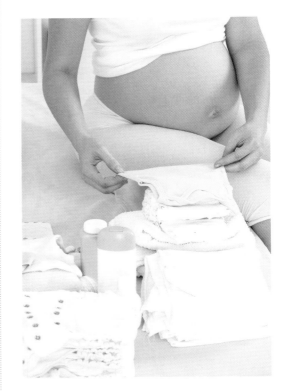

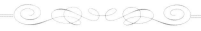

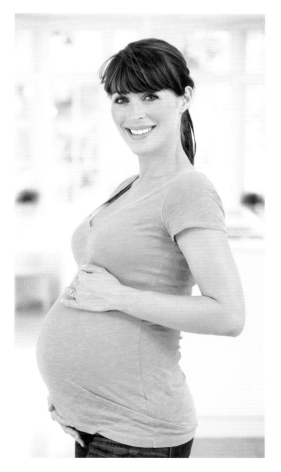

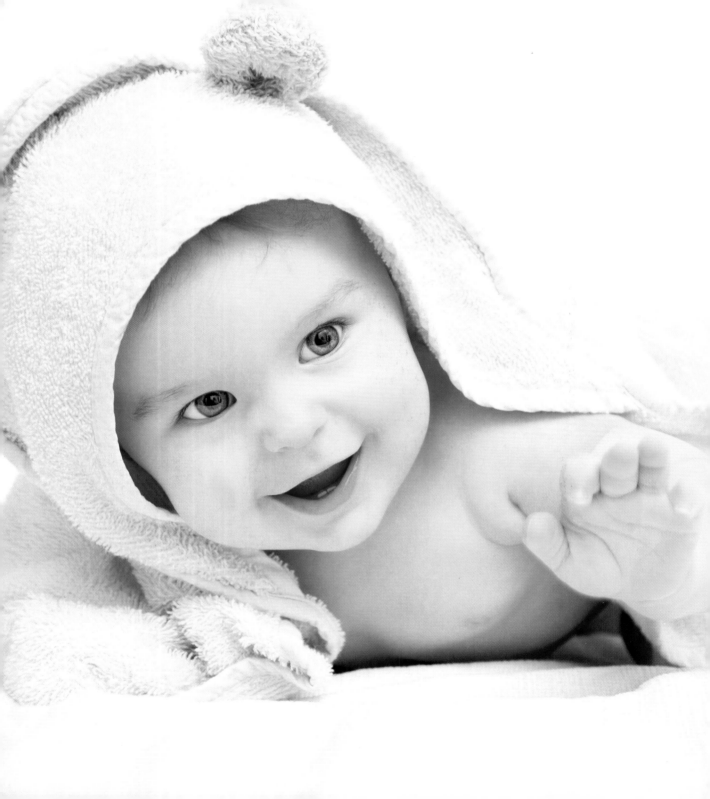

Part 1

备孕细节做足

Bei Yun Xi Jie 'Zuo 'Zu

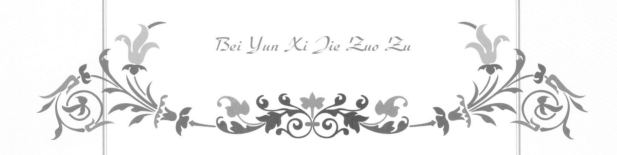

沃土育壮苗，健康的身体是备孕的基础，备孕爸妈应注意在生活习惯等各方面进行计划、调整，做足备孕细节，规避可能影响怀孕的各种不利因素。

不可忽视孕前体检

ε 孕前体检非常重要

孕前体检跟普通体检不一样，一般性的体检并不能代替孕前体检。一般性的体检是以最基本的身体检查为主，检查结果不能对是否适宜怀孕做出有效判断。孕前体检包括一般性体检，但比一般性的体检更有针对性，它以检测生殖器官以及相关的免疫系统、遗传病史等为主，包括了专项检查和特殊检查，这些能够排查不宜怀孕或者需要推迟怀孕的各种不利因素。为了宝宝的健康和未来，准备怀孕的育龄男女不可忽视了这个细节。

1 孕前体检可以调整夫妇在最佳状态下怀孕，符合优生学宗旨，同时孕前体检可以减少孕期并发症，对孕期护理以及女性的健康都有很大好处。

2 有很多夫妇因为没有做孕前体检，从而导致怀孕后被检查出子宫内胎儿带有各种缺陷的现象正在日益增多。也有一些宝宝在出生后被检查出有各种不同程度的生理缺陷，如先天心脏病、遗传近视等。

3 无论是育龄女性还是育龄男性，或轻或重都会有一些生殖系统感染。有的育龄女性存在一些症状不明显、不易被察觉的感染，通过孕前检查化验可以发现并给出治疗意见；一些男性有不易使妻子受孕的疾病，通过孕前体检也可以及早找出原因，找到解决或治疗方法。

4 特别需要注意的是，孕育生命的过程中，能够与卵子结合的精子并不都是优秀健康的，精子质量不好或者数量不足，受精卵异常的概率就大，不能成功受孕或者受孕后胚胎质量不高的情况就会发生。所以，为了保证胎儿的健康，准备要孩子的男性也要进行必要的孕前体检，及时发现、排除一切不良因素，为孕育一个健康的宝宝做出努力。

小贴士

如果没有做体检，胎宝宝就意外到来，准爸妈不要过于担忧。在发现怀孕后，要坚持去医院做孕期检查，如果医生告知一切都没有问题，准爸妈便可安心投入到孕育宝宝的生活中去。

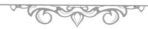

 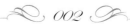

夫妻双方都要进行孕前体检

通常，孕前体检应该在有准备怀孕计划后的前三个月进行。夫妻双方最好同时进行检查。

孕前体检可以为备孕夫妻提供充裕的时间做备孕准备，无论从营养方面，还是接种疫苗、补充叶酸等，都能起到查漏补缺的作用，而且体检中一旦发现其他问题，也有足够的时间进行治疗。

有了备孕计划后，夫妻双方都应该积极去做体检，为新生命的孕育提供一个健康良好的环境。

如果备孕时期进行孕前体检发现身体存在问题，一般要先处理后受孕，如果没有问题或者问题已经解决，这个时候就可以开始正常的怀孕计划了。

小贴士

准备要孩子的女性应该在月经结束后的3~7天内进行检查，男性需要在同房后3~7天内化验精子的质量，这期间最好不要再进行性生活。

孕前体检前的准备

1 体检当天早晨不要吃早饭，也不要喝水，因为一些项目需要空腹检查。待需要空腹检查的项目完成后，再补充早餐。

2 有一些女性怕检查时下体有异味，因此在去医院前过度清洗下体，这么做是不对的，这样对检查不利。

3 女性避开月经期，不要穿带金属的衣物，不佩戴首饰，不化妆。

4 体检前一天避免剧烈运动，也不要过晚进食，保持充足睡眠。

精液的收集方式直接影响到检查结果的准确性，备孕男性在获取时要注意以下几个事项：

1 采取精液的前3~7天暂停性生活，并且也不得有自慰的情况，还应禁烟戒酒，忌服对生精功能有影响的药物等。

2 精液采集瓶应干净、干燥、无菌。瓶子不应过大，也不应过小。

3 采集的精液必须是全部精液，不可丢失一部分，尤其是开头部分。并于采集后2小时内送检。转运的途中应维持于体温状态。

ξ 在对受孕不利的情况下怀孕了怎么办

对受孕不利的情况有很多，如服用了不合适的药品、酗酒等，如果并没有做好准备或者在不利的情况下怀孕了，先静下心来想想在这期间都做了哪些可能对腹中胎儿不利的事情，再咨询医生并做保胎与否的决定。

意外怀孕后女性吸烟、喝酒等

女性在发现怀孕后要立刻禁烟戒酒，之后定期做孕期检查，安心养护胎儿。如果仍然不放心，可以去医院，把自己的情况告诉医生，根据医生建议做相应处置。

服用避孕药期间怀孕了

关于避孕药是否会导致胎儿畸形的问题，目前还存在争议，具体的情况要及时与医生取得联系，寻求科学的帮助。不要先自顾自认为必然会对胎儿造成伤害或者导致胎儿畸形等，让自己心神不宁反而会对胎儿有影响。

这里要再次提醒备孕爸妈：服用避孕药一定要定时定量，服药前也要做好各项准备，切忌随意乱服，想起来就吃。只有这样才可以把可能的伤害降到最低。

做了X线胸透等体检

胎儿对外界的不良刺激是有一定抵御能力的，并不会轻而易举就受到影响或者出现问题。而且，如果受精卵或者胚胎遭到了不能抵御的打击和伤害，会自然地被淘汰。所以，如果在不知道怀孕的情况下，做了X线体检，备孕妈妈不要着急惊慌，一定要保持良好的心态，去医院做相关检查，如果没有发现任何异常问题，大可放下心来。

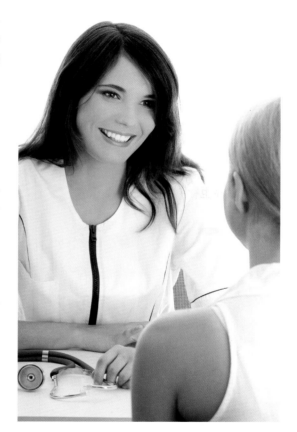

 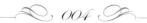

遵医嘱停服避孕药，改换避孕方式

如果常年服用避孕药，从优生的角度考虑，最好停药6个月后再怀孕，给身体足够的时间将药物成分彻底代谢出体外，同时恢复卵巢功能和子宫内膜的周期，给精卵成长提供良好的条件。

停服避孕药不能突然开始

如果一直服用避孕药，在决定怀孕后不能随意中断，最好是先把当月剩下的避孕药服用完，这样可以避免出现阴道不规则出血。

采用安全的避孕方式过渡

在停服避孕药后，并不是就不需要避孕了，在孕前的准备阶段，不妨选择避孕套、阴道隔膜这类不会损害精子和卵子的质量，并且可靠性也很高的方式作为过渡。

停服避孕药后要尽量停用其他药物

在停服避孕药后，如果有可能的话，要尽量停用一切不必要的药物，以免药物中含有的致畸成分影响受孕。要让自己的身体能恢复到最佳状态，给孩子一个更健康的生长环境。

小贴士

避孕药物，除了口服避孕药外，还有外用避孕药物，比如避孕栓、避孕药膜等，如果一直使用这样的方式避孕，在有了明确的怀孕计划后也一定要停止使用，以免残留的化学药物危害精子的健康。

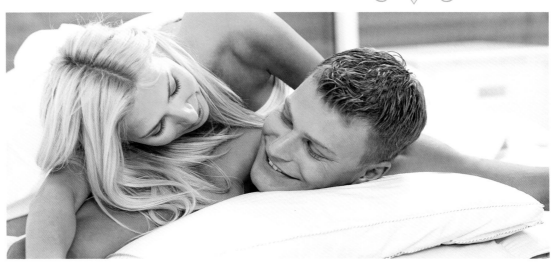

Part 1 备孕细节做足

提前了解备孕常识

ε 排卵期的计算

在一个月经周期中一般会有一个卵子发育成熟，大约2周后（也就是月经来后的第14天左右），成熟卵泡破裂，卵子会从卵巢排出后进入输卵管，然后在输卵管中存活2~3天，以等待与精子的相遇，这个时期称为排卵期。

在排卵期同房较易受孕，如果错过了排卵期，卵子就会逐渐萎缩消亡，直到下次排卵期到来。

怎样计算排卵期

如果女性的月经周期很准，排卵日期一般是在下次月经来潮日倒数第14天，最多不超过16天（有研究证明超过14天说明卵子质量较好）。比如，如果你的月经周期为28天，那么排卵日就是来月经后的第14天；如果你的月经周期是35天，那么排卵日就是月经后的第21天；而如果你的月经周期只有21天，那么排卵日就是月经后的第7天。而排卵期则定为排卵日的前5天与后4天之间，因为卵子可在输卵管中存活2~3天，精子能在女性体内存活约24个小时，所以，在排卵日的前后几天同房都可能受孕。

月经周期准的女性，在排卵日（下次月经来潮日倒数14天）的前5天和后4天同房是比较容易怀上宝宝的。

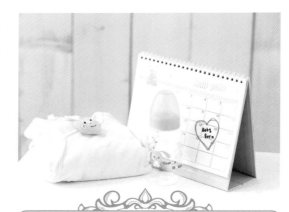

小贴士

月经不规律的女性可以通过其他方式测量排卵期，如基础体温、排卵试纸等。

通过基础体温测量排卵期

基础体温是指人体经过6~8小时的睡眠后醒来，未进行任何活动（包括运动、饮食、情绪变化等改变体温的行为）之前所测量的体温。

排卵期基础体温变化规律

正常育龄女性的基础体温会随着月经周期而发生变化。在正常情况下，女性在排卵前期基础体温会稍有下降，排卵后上升0.3~0.5℃并维持12~16天，在月经来潮前1~2天或月经来潮第1天体温降至排卵前的水平。下一个月经周期的基础体温又重复上述这种变化。由此可见，基础体温从低转到高的时间就是排卵时间，而在这个时间（基础体温上升）的前后几天同房最易受孕。

怎样正确地测量基础体温

一个完整的基础体温测试时段是从月经来潮的第1天开始，一直测量到下一个月经周期。所以，女性要先准备一张记录基础体温的时刻表（时间为一个月经周期）。然后准备一支体温计（药店和医院均有出售）。为了提高测量基础体温的正确性，应在每晚临睡前把体温计的水银柱甩到35℃以下，并把它放在床头柜上或枕头边，以便使用时随手可取。因为起床拿体温计，会使基础体温升高，影响测量的精确度。

接着从来月经的当天开始，于每日凌晨起床前，在不说话和不做任何活动的情况下，把体温计放在口腔里5分钟，再把测量到的体温度数记录在体温记录单上，一直记录到下次月经到来之时。

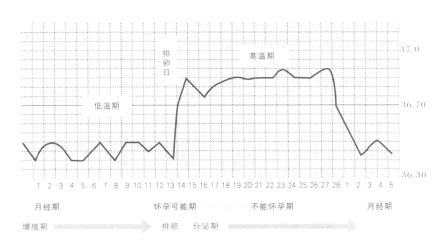

基础体温曲线图

ξ 观察身体的细微变化确定排卵期

除了通过基础体温测量法推算出排卵日外，女性还可以通过一些身体的变化来感知排卵日的来临。比如，当你快要排卵时白带会明显增多，而且会由之前的浓浊、黏性大变得越来越稀薄、清亮。到排卵前1~2天，阴道会变得越来越湿润，白带不仅增多，而且像鸡蛋清一样清澈、透明，能够拉出很长的丝。这样的情况一般会持续3~5天，预示着此时正处于排卵期。排卵期过后，白带会逐渐减少，同时变得黏稠、浓浊，不再能拉丝。

还有的女性会有排卵期腹痛、下腹坠胀和排卵期出血的症状。为什么会出现这两种症状呢？因为卵子成熟后要从卵巢排出，由于包裹卵子的表面有一层薄薄的卵泡，卵子排出时卵泡破裂液体渗出可能挤压盆腔而引起轻微的疼痛，另外输卵管收缩也可能会引起不适。而出血也是因为卵泡破裂、排卵后雌激素水平下降，不能维护子宫内膜的正常生长而发生内膜突破性出血。

ξ 使用排卵检测试纸确定排卵期

排卵检测试纸是一种新近发展起来的能确定排卵日期的方法，通过一个简单的尿样检查，就可以提前20~44小时准确检测到排卵时间。这种检查方法可以在家里进行，其做法是：从白带变多开始或月经周期第10天开始，取晨起尿液，将一个试纸浸入尿样，如果体内促黄体生成素（LH）含量增加，则试纸会变颜色，这就表明即将排卵。

这种方法与基础体温法相比，直接而又简单，而且它是预测性的，在排卵之前就能知道，而基础体温法则是回顾性的，排卵后体温才会升高，这时女性才知道排卵了。因此使用排卵检测试纸能在很大程度上帮助女性进行行房日期和怀孕时机的选择。

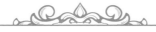

小贴士

一般来说排卵期腹痛或下腹坠胀和排卵期出血都属正常现象，无须治疗，也并不影响健康。但如果疼痛严重，或者持续时间较长，特别是非排卵期下腹部也经常出现疼痛，则需要去医院检查是否还有其他病症。

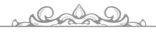

小贴士

排卵检测试纸很容易买得到，一般药店或医院都有出售。如果不想出门，也可以在网上购买，非常方便。

ξ 女性年龄超过35岁时

研究证实，女性最佳怀孕年龄为24~29周岁，最迟不超过35岁，超过35岁就被列入高龄产妇的行列。

高龄可能带来的不利

高龄会给孕育带来种种不利因素。根据统计，女性年龄超过35岁，生育的难度就会增加，除了不易受孕外，在怀孕期间发生并发症及生产时发生难产的概率都会增加。不但如此，高龄妈妈日后照顾宝宝时也往往会感到体力上的不支。

高龄怀孕怎么办

若已经错过最佳怀孕年龄，备孕妈妈也不要忧心忡忡，在医学科技发达的今天，只要怀孕后在医生的指导下进行系统的产检及产程跟踪，许多因高龄而产生的孕期困难都会克服的。

准爸爸年龄也要考虑

在考虑女性的孕育年龄时，男性的生育年龄也不可忽视。研究表明，男性在27~35周岁时精子质量达到高峰，而且处于这个年龄的男性智力成熟，生活经验也较丰富，同时更懂得关心爱护妻子，有能力抚育好宝宝。而男性35岁后，体内的雄性激素便开始衰减，平均每过一年其睾丸激素的分泌量就下降1%。男性年龄过大时，精子的基因突变率相应增高，精子的数量和质量都得不到保证，对胎宝宝的健康也会产生不利。所以，男性也要赶在35岁前要个孩子。

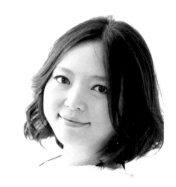
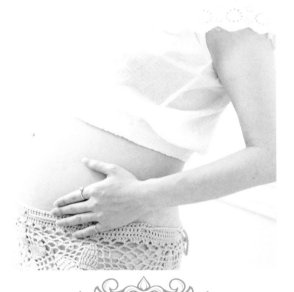

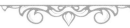

小贴士

夫妻年龄不能同时符合的时候，应以女方为主。毕竟女方的年龄对怀孕的影响更大。

提前调理身体

ξ 孕前调理月经是头等大事

月经不调包含的范围很广，绝不仅仅指月经周期不规律。月经不调一般包括月经周期不准、经血异常和闭经三种。月经周期不准又包括经期提前和经期延迟两种。准备怀孕的女性，一旦发现自己月经不调最好去医院做个检查，看是否是因为全身或生殖系统疾病引发的月经不调。如果是则必须先治好再怀孕，因为月经失调可能只是一种外在表现，它真正的表现则可能是全身或内外生殖器器质性病变。如果仅仅是因为内分泌不调引起的月经紊乱，可在医生的指导下将月经调理好。

另外，有的女性并非长期月经不调，而只是一两个月月经周期不太规律，这可能是一些外在原因引起的。如情绪突变、节食、寒冷刺激、滥用药物、环境改变等均可引起月经不调。

情绪波动

如果情绪长期压抑，喜欢生闷气或遭受了重大精神刺激和心理创伤，都可导致月经失调或痛经、闭经。所以女性要保持平静的心态，寻找一些减压的方法，如运动、旅游等。

寒冷刺激

研究表示，女性经期受寒冷刺激，会使盆腔内的血管过分收缩，可引起月经过少甚至闭经。所以女性经期要防寒避湿，避免淋雨、涉水、游泳、喝冷饮等，尤其要防止下半身受凉，注意保暖。另外，不妨在食谱中添加大葱、豆类、南瓜、大蒜、生姜、栗子、橘子、牛肉、鸡肉等食物，对这种情况引起的月经不调有一定作用。

节食

过度节食容易导致营养不良，影响月经来潮，或经量稀少，甚至闭经。女性切不可盲目节食。身体虚弱的人要多吃补气补血的食物，如大枣、猪肝、薏米、桂圆、黑木耳等，还可以找专业的中医师开一些中药调理一下。

滥用药物

滥用或经常大量使用抗生素，对女性而

言可致月经失调、不排卵、闭经，这可能是药物抑制并伤害了人体自身的抵抗力，导致了机体功能障碍。建议女性不要随便使用抗生素以及其他可能引起月经不调的药物。

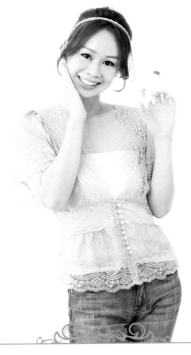

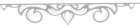
小贴士

每个女人的周期都不尽相同，从21天到35天不等都算正常，关键是否准时。女性在月经期间失去的血量应该在85毫升之内，持续3~7天。出血量最多的时候集中在前3天内（占总失血量的90%）。

排出身体毒素

为顺利迎接胎儿的到来，备孕的女性清理一下身体、排出毒素是必要的。

排毒前要做到的两戒

在准备排毒前，女性需要为身体内环境扫除一些障碍：

1 戒咖啡因，尤其是浓茶、咖啡。咖啡不仅是杀精食物，而且多饮对身体本身来说也不好。

2 戒烈酒，酒精对身体来说也属于毒素范畴。

饮食排毒

通过饮食调理，安排营养又排毒的餐饮，是比较有效和温和的排毒方法。

日常生活中，女性只要有意识地多吃一些有助于排毒的食物，同时戒烟戒酒戒甜食，就能达到很好的排毒效果。以下食物都有良好的排毒效果：

动物血：猪、鸭、鸡、鹅等动物血液中的血红蛋白被胃液分解后，可与侵入人体的烟尘和重金属发生反应，提高淋巴细胞的吞噬功能，还有补血作用。

鲜蔬果汁：果汁中所含的生物活性物质能阻断亚硝胺对机体的危害，还能改变血液的酸碱度，有利于防病排毒。

海藻类食物：海带、紫菜等所含的胶质能促使体内的放射性物质随大便排出体外，可减少放射性疾病的发生。

Part 1　备孕细节做足

韭菜：韭菜富含挥发油、纤维素等成分，粗纤维不仅可帮助排除体内的废弃物质，还有助于吸烟饮酒的女性排出毒物。

豆芽：豆芽含多种维生素，能清除体内致畸物质，促进性激素生成。

℥ 别忘了提前补充叶酸

叶酸可以预防胎儿出生缺陷，是胎儿大脑神经发育必需的一种营养素，对胎儿的细胞分裂、增殖和各种组织的生长也有着重要的作用。女性一般要妊娠第4周之后才能准确知道自己是否怀孕，怀孕早期（3~6周）又正好是胎儿中枢神经系统生长发育的关键时期，因此叶酸需要提早补充。

孕前体检的时候，医生会提醒你，最好提前三个月补充叶酸，因为小小的叶酸可是有着大作用。如果在孕前3个月科学地补充叶酸，可将新生儿神经管缺陷发生概率降低70%。此外，孕前及孕期坚持科学地补充叶酸，还可防止新生儿体重过轻、早产以及婴儿腭裂（兔唇）等情形的发生。

补充叶酸有两种方法，一种是通过日常食物进行补充，一种是通过食用叶酸补充剂进行补充。

服用叶酸补充剂

如果女性能够从妊娠前开始至孕后3个月，每天补充400微克叶酸，可以使胎宝宝神经管畸形发生率降到相当低的水平，达到一定的预防效果。

女性在选择叶酸补充剂时，最好能到医院向医生进行咨询，根据自身情况选用合格的药品服用。因为个人体质不同，药品种类也不同，不同的时期药品的种类、质量也参差不齐。

通过食物补充叶酸

叶酸是一种水溶性的B族维生素，遇光、遇热容易失去活性，因此在食用富含叶酸的食物时，一定要注意烹调方法，保证人体能真正从食物中获取叶酸。如最好食用新鲜蔬菜，勿长期贮藏，因为蔬菜放置2~3天后叶酸损失会达50%~70%；盐水长时间浸泡的蔬菜，也会损失很多叶酸。煲汤等烹饪方法会使食物中的叶酸损失50%~95%，因此，通过食物补充叶酸时要全程注意食物的储存与烹饪。

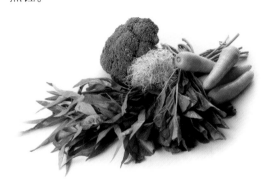

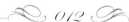

下表所列食物富含天然叶酸，备孕女性可以在每日饮食中多多摄入。

食物种类	含叶酸丰富的食物
蔬菜	西蓝花、菠菜、芦笋、莴苣、油菜、小白菜、西红柿、胡萝卜、扁豆等
水果	柑橘类、草莓、樱桃、香蕉、桃子、李子、杏、杨梅、酸枣、葡萄等
动物食品	动物肝脏、肾脏、禽肉、蛋类等
谷物类	大麦、小麦胚芽、糙米等
豆类	黄豆、豆腐、豆浆等
坚果	葵花子、核桃、腰果、栗子、杏仁、松子等

补充叶酸注意点

1 药物及乙醇容易影响叶酸的吸收，因此，有饮酒或者正在服药的备孕女性应注意：备孕期戒除饮酒习惯；正在服药者，要咨询医生，在医生指导下进行调整。

2 叶酸并不是补得越多越好。叶酸摄入过量不仅于胎儿的生长发育无益，而且会增加某些进行性、未知的神经损害的危险。大量的临床研究显示，孕妈妈每天摄入400微克的叶酸对预防神经管畸形和其他出生缺陷非常有效。

3 如果在孕前食用营养素制剂或者孕妇奶粉补充营养，一定要认真查看营养素制剂、孕妇奶粉中的叶酸含量，以避免重复补充叶酸等营养素，导致摄入过量。

4 长期服用叶酸会干扰体内锌元素的代谢，锌元素摄入不足会影响胎儿的生长发育。因此，备孕女性在补充叶酸的同时，

也要注意适时补充锌。饮食中可以多食牡蛎、鲜鱼、牛肉、羊肉、贝壳类等海产品以及豆类食品，包括黄豆、绿豆、蚕豆等。这些食物中都富含锌元素，其中牡蛎的锌元素含量尤为丰富。一些发酵的食品中也富含锌，如面筋、烤麸、麦芽等。此外，花生、核桃、栗子等坚果类食物也含有锌。

小贴士

如果在没有补充叶酸的情况下发现怀孕了，备孕女性不要忧心忡忡，只要按时做相关孕期检查即可。临床上有很多妈妈在孕前没有服用叶酸片的情况下生下的宝宝也非常健康，这是因为我们日常摄入的食物中，有很多是富含天然叶酸的。

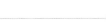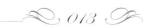

Part 1 备孕 细节做足

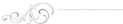
ξ 规避对卵子不利的因素

呵护好卵巢和子宫，创造条件提高卵子质量，对怀孕是十分重要的事情。提供一个优质的卵子要注意规避对卵子不利的几个因素：

烟酒不忌

吸烟、喝酒对女性卵巢伤害很大，因为卵巢对香烟很敏感，香烟中含有的大量毒素不仅会危害卵子，而且会造成卵巢老化。就卵巢功能而言，长期吸烟的女性卵巢功能较差，生出的卵子质量也不高，长期酗酒也同样会导致卵巢的老化。二者都会使女性生育能力下降。

性生活不洁

比如经期性生活。月经期间，女性盆腔充血，子宫腔会形成广泛的新鲜创面，如果这时过性生活，可能会加重盆腔充血情况，并有可能从生殖器和阴道处将病菌带到体内，引发子宫炎症，造成月经量增多、月经日期延长等不利身体的情况发生。女性在经期要防寒避湿，避免淋雨、涉水、游泳、喝冷饮等，尤其要防止下半身受凉，注意保暖。即使不准备怀孕，女性在月经期间也最好不要有性生活。

生活习惯无规律

这会导致卵子质量和受孕能力双双下降。女性尤其不要经常熬夜。因为经常熬夜会直接影响内分泌环境的平衡，一旦生物钟被打乱，激素分泌失调，卵巢功能就会发生紊乱，

影响卵子的发育成熟及排卵。受孕前的一个月，应多吃些富含蛋白质的食物，如瘦肉、鸡、鱼及蛋类，蔬菜和水果也应多吃，身体棒了卵子自然也会更优质。此外，还要养成早睡早起的习惯，身体应季节而动、适时调整作息是健康顺利怀孕的基础保障。

辐射

X射线、荧光屏辐射等都对卵子有不良影响。若长期进行与电离辐射有关的工作，不妨申请调离一段时间，以免不良的卵子受精。

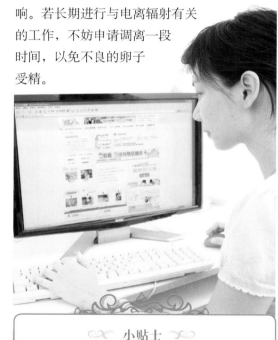

小贴士

一般卵子的存活时间为2~3天。提升卵子质量，更有助于成功受孕。

 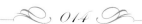

ξ 吃一些补益卵子的食物

对卵子有益的食物一定要注意加以选择，因为不正确的饮食有可能反而对身体有害。下面就推荐一些能够补益卵子，提高女性受孕能力的食物。

富锌食物

我们已经知道，锌有助于提高受孕能力，它也有助于提高卵子活力，因此女性要有意识地多吃一些含锌的食物。我们推荐给女性的食物有：

植物性食物：包括豆类、花生、小米、萝卜、大白菜等。

动物性食物：以牡蛎含锌最为丰富，牛肉、鸡肝、蛋类、猪肉等含锌也较多。

其他食物：木松鱼、芝麻、核桃等。

富含抗氧化物质的食物

提高卵子的质量主要是要防止卵子被氧化，这与精子活力的保持是一样的，维生素E有助于提高精子活力也是这个道理，因此女性可每天吃一些富含抗氧化物质与维生素C的食物。这类食物包括西红柿、橙子、苹果等新鲜蔬果。

豆浆

女性每天喝一杯豆浆可起到调整内分泌的作用，使月经周期保持正常，坚持一个月能明显改善心态和身体素质。

其他食物

中国传统医学认为，大枣、无花果、熟地、山药等食物会让女性面色红润，月经规律，也可提高卵子质量。

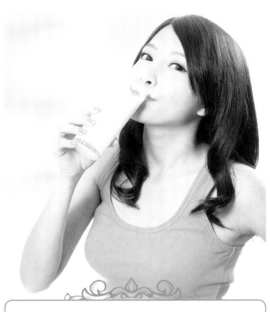

❈ 小贴士 ❈

民间偏方有吃黑豆助孕的说法，认为"黑豆可以补充雌激素，让子宫内膜增厚，有助于怀孕"，很多女性便大量吃黑豆，这对身体是很不利的。大量摄入黑豆可能引起生理周期异常；适量吃一些黑豆对身体还是很有好处的。

ξ 怎样做可提高精子质量

与女性一生都在持续孕育一定数量的卵子的情形不同，男性的精子每90天才会成熟。这也就是说即使男性的精子质量一时不是很理想，但只要在一个周期内合理调养，也能很快提升精子的质量。因此，男性一定要注意孕前调理，提高精子质量，为新生命的孕育打下良好的基础。

坚持良好的生活习惯

避免常穿紧身裤，尽量穿宽松的内裤、长裤，不要对阴囊造成挤压，也不要常把手机放在裤兜处，因为这个地方离腹股沟很近，容易提高阴囊温度，伤害精子，应选择将手机放置在上衣口袋或者随身包内，也不要经常在膝盖上使用电脑。

戒烟戒酒

烟和酒是精子的大敌。香烟中的尼古丁可以杀伤精子，吸烟可以说是精子数量下降的最主要因素。据专家调查：长期吸烟的男性所产生的精子相比于不吸烟的男士所产生的精子，其畸形精子的数量较多，这是影响怀孕甚至是日后胎儿健康的罪魁祸首。

喝酒同样对精子有强大的杀伤力，长期酗酒的男性生殖腺功能明显降低，精子中染色体异常，极有可能造成胎儿畸形或发育不良。

因此，准备与妻子怀孕的男性必须要戒烟戒酒，为了胎儿的健康，在妻子怀孕以后也要坚持少烟少酒。

忌桑拿浴，避免洗澡水温过高

高质量精子的成长需要一个低温的环境，阴囊温度低于体温1℃~2℃时，精子能够顺利产生，但如果气温过高则会杀死精子。常洗热水澡、蒸桑拿浴都可能使精子数量减少。所以，男性们洗澡时水温不宜过高，对于桑拿浴也要慎重选择。

远离有害环境

男性从事高危行业的比例要高于女性，也更常接触一些有害的物质，如设计人员要长期面对电脑，实验人员可能会长期接触有害化学物质、放射性射线等，这些都可能会干扰内分泌系统，甚至引起精子染色体畸变，导致生殖机能失常。因此，准备怀孕的男性要合理调整工作，减少接触有害物质，远离有害环境。

现代家庭都普遍注重装修装潢，如果用了含有大量甲醛的装修材料，也会伤害到男性的健康。因为甲醛是一种挥发性的有机物，对细胞内的遗传物质有很强的损伤作用，因此，有装修计划或者正在参与装修工程的男性要注意选择合格材料，装修后注意开窗通风，避免家居环境对自己的伤害。

谨慎用药，避免药物伤害

育龄男性要注意合理用药，尤其是有生育计划的男性更不要随意服药。因为不当的药物对精子产生的伤害也很大。如长期服用镇静药、抗肿瘤药、激素类药等都有可能造成精子生长障碍，损害精子染色体。

勤加锻炼，强身健体

阴囊是产生精子的重要器官，阴囊的健康对精子的成长至关重要。肥胖或者不当的体育运动都可能会致使阴囊处温度升高，而高温环境是精子成长的大敌。因此，男性应选择合适的运动，勤加锻炼，将体重控制在标准之内，同时增强机体免疫力，保持精子活力，达到健康怀孕的目的。注意运动强度，不要选择过于剧烈的运动伤害睾丸，如避免长时间骑自行车、马拉松长跑等。如不能避免，则要选择穿有衬垫的短裤，选择有减震功能的自行车，为阴囊创造一个凉爽健康的环境。

保持好心情

良好的心情可以促进男性生精，对精子的成长与活力也有很大影响。但是有不少男性容易将工作情绪等带进生活，或者因太在意性生活中的自我表现或者过于期待妻子怀孕而表现得情绪不佳，心情抑郁。这种不良的精神状态可直接影响神经系统和内分泌的功能，影响睾丸的生精功能，严重的会因过重的心理负担而导致早泄、阳痿，甚至不射精。因此，男性在备孕期间一定要注意调适心情，保持一个良好稳定的情绪，这不仅有助于怀孕，对夫妻感情也有很大助益。

小贴士

如果身体不适，或者有需要治愈的疾病，应尽早前往医院向专科医生咨询，根据个人具体情况合理服药治疗，在治疗结束后再准备怀孕。尽量避免药物伤害，以免日后留下遗憾。

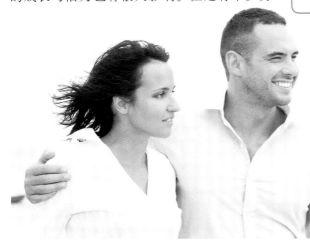

Part 1　备孕细节做足

∮ 吃一些对精子有益的食物

精子的生长也需要多方面的营养，男性在备孕期也要注意调配日常饮食，为精子提供充足的营养。

男性可以多吃猪肉、鸡肉、鸡蛋、鸡肝、花生等富含锌的食物，同时也要多补充赖氨酸。因赖氨酸是精子成长不可缺少的成分，男性常吃赖氨酸食物，益于补肾生精。山药、带鱼、鳗鱼、海参、墨鱼、鱿鱼、泥鳅、银杏、冻豆腐、豆腐皮等食物含有丰富赖氨酸，日常不妨多食。食用此类食物时，注意不要饮酒，以免破坏其中的营养素，影响吸收。

多吃绿色蔬菜、水果。绿色蔬菜中含有大量维生素C、维生素E、锌、硒等利于精子成长的成分。男性缺乏维生素C会损害自身的精子数量和质量，因此男性要多食用绿色蔬菜、水果。如韭菜、豆芽、大白菜、胡萝卜等。如果身体体质不能保证从食物中摄取足够的维生素及其他营养素，可以在医生指导下服用相关药剂，帮助补充。

要多吃粗粮，如大豆、小米、糙米等。

少吃咸肉、烤串、香肠、火腿、腌菜等加工食品。

还要多补充叶酸。研究显示，男性体内叶酸水平过低时，会造成精液浓度降低，精子活力减弱，甚至会加大胎儿出现染色体缺陷的概率，食物中谷类、豆类、菜花、菠菜、芦笋、橙、葡萄、肝脏等叶酸含量丰富，日常可以多食用。

最后，要牢记不要偏食、挑食。研究调查显示，偏食、挑食的男性在精子产生数量与质量上都比正常饮食的男性要低，也更容易缺少必要的微量元素。为了宝宝的健康，一定要合理饮食。

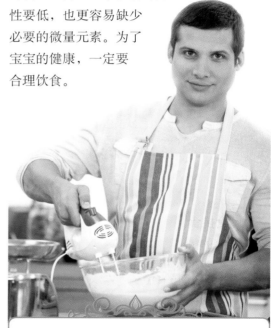

小贴士

有吸烟史或者尚未能戒烟的男性，日常应多食海产品。因海产品含有多种不饱和脂肪酸，有利于阻断人体对香烟的反应，增强免疫力。且海产品中多富含矿物质及微量元素，尤其是锌和硒对男性生殖系统具有一定保养作用。

工作与生活细节准备

∮ 调整不良饮食习惯

孕前的合理营养对于保证优生优育以及孕期母体的健康非常重要，再加上妊娠早期是胎儿器官分化形成的关键阶段，这一阶段胎儿的营养来源很大程度依靠母亲孕前体内的营养储备。因此女性在备孕期就要调整饮食习惯，通过健康的方式补充营养。计划怀孕前的3~6个月即可开始注意饮食习惯调整。以下是一些需要调整的不良饮食习惯。

偏食挑食

偏食的人容易缺乏某些营养元素，不仅对身体健康不利，还会影响精子和卵子的质量，不利于怀孕。所以，有偏食习惯的准爸妈，最迟在孕前10个月就要开始调整自己的饮食结构和习惯。每天吃齐四类食物：五谷、蔬果、豆乳类和鱼蛋肉类。每周还要适量食用一些坚果、菌藻类食物，做到营养全面均衡，以形成最优良的精子与卵子，保证怀上最棒的一胎。

食品过精、过细

日常生活中，我们习惯将大米、白面等称为"细粮"，而将玉米面、小米、荞麦等称为"粗粮"或"杂粮"。并且，多数人还是认为吃细粮比吃粗粮、杂粮好。其实，真正科学的饮食方法是粗细搭配着吃，特别是对于正备孕的女性来说，饮食不应该太过精细。因为食物做得太精细一是可能造成营养丢失，二是一味吃细粮以及鸡蛋牛奶等太精细的食物，很容易导致维生素B_1的缺乏和便秘。

吃过甜、过咸、过辣

糖代谢过程中会大量消耗钙，吃过甜食物会导致孕前和孕期缺钙，且易使体重增加；过咸食物会使体内钠含量超标，从而容易引起孕期水肿；辣椒、胡椒、花椒等调味品刺激性较大，多食会影响消化功效，引起便秘。在计划怀孕前3~6个月应减少食用辛辣食物。

无节制进食

有些备孕的女性急切地想把自己的身体调养好，好为怀宝宝做充分的营养准备。加强营养没错，但不可无节制地进食。无节制进食首先对消化不利，其次容易引起肥胖，而肥胖不仅会影响内分泌功能，不利于受孕，还会增加孕期患妊娠高血压综合征、妊娠期糖尿病的概率。

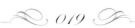

ε 宠物可不可以继续养

在与宠物的亲密接触中，人体很有可能会感染上一种叫作弓形虫的寄生虫。弓形虫是一种肉眼看不见的小原虫，体形比细菌大一点点，粗约2~3微米，长约5~6微米，因为形似月牙而得名。这种原虫寄生进入到人或动物体内就会引起弓形虫病。普通人感染上这种寄生虫问题不大，可一旦准妈妈感染上了，很容易导致胎儿发育畸形或智力低下。所以，在准备怀孕时，需要考虑宠物还能不能继续养。

哪些动物会传染弓形虫病

几乎所有的哺乳动物与鸟类都携带有弓形虫，而又以猫最为突出。研究发现，猫与其他猫科动物是弓形虫的终宿主。当人在和小动物嬉闹时，身体的部位被小动物舔就有可能会被传染。除与小动物接触会被传染外，接触动物的粪便也会被传染。弓形虫卵囊会随着动物的粪便排出体外，干燥后形成只有通过显微镜才看得见的"气溶胶"随风飘散，经由呼吸道进入人体，之后通过血液播散到全身，使人感染上弓形虫病。

感染了弓形虫病会有什么症状

大部分正常的成年人感染上弓形虫病后不会出现什么症状，或是症状非常轻。只有一小部分人会发病，症状与流感相似：低热、流鼻涕、淋巴结肿大、头痛、肌肉关节痛以及腹痛，这些症状几天后会随着人体产生的免疫力自行消失，通常都会自愈。可是，准妈妈由于免疫力差，感染了后果就比较严重。

舍不得送走宠物要怎么做

怀孕的时候最好送走宠物，如果实在是舍不得将宠物送走，那么就一定要小心谨慎，加强防范。由于弓形虫卵在24小时之内不会传染，所以宠物的粪便以及食盘每天最少要清理一遍。同时，为宠物专门准备的饭碗要与家里别的器具分隔开；经常清洗宠物的卧具及垫布，经常给宠物洗澡，当然这些事情最好都不要由准妈妈来做；不要让宠物舔你，尤其不要舔脸；与宠物保持一定的距离，不要让宠物进入你的卧室，更不要和宠物共寝；注意宠物是否有生病的迹象，一旦发现苗头，应立即送到宠物医院医治。

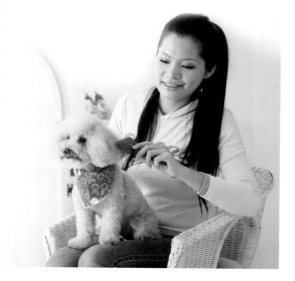

§ 对孕育全程做好心理准备

怀孕会给生活带来一系列的变化。在怀孕前除了要做好物质上、体力上的准备外，也要做好心理准备。千万不要小看了心理方面的准备，事实证明，有心理准备的女性比没有心理准备的女性孕期生活要顺利从容得多，妊娠反应也轻很多。

接受怀孕的事实，愉快地怀孕

不管你正期盼着怀孕，还是觉得顺其自然就好，或是对此充满了恐惧、担忧，又或是在你没有任何准备的情况下突然怀孕了，一旦确认怀孕了，都要欣然接受这个事实。怀孕、生孩子是大多数女性必经的一个阶段，虽然会给自己的精神和体力带来很大的消耗，给生活带来很多不便，但同时也会带来幸福感和喜悦感。所以，要愉快地接受怀孕这个事实。

接受怀孕带来的身体变化

怀孕后，体形、体重等方面会发生很大的变化，尤其是怀孕后期，身体变得越来越笨重，行动变得越来越不便。很多女性无法接受这种变化，甚至出现厌恶、憎恨的情绪，其实大可不必如此。只要你想着你肚子里孕育的是一个爱情的结晶，是一个会让自己的人生变得完整的生命，你也许就会对这些变化不那么在乎了。

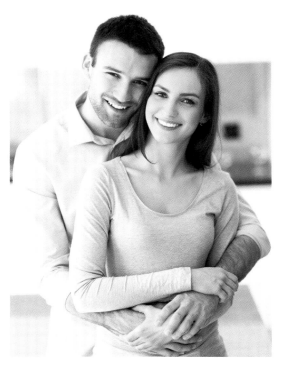

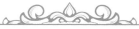
小贴士

体形、体重的变化只是一时的，生完孩子之后，只要进行积极的运动锻炼，体形是会逐渐恢复的，很多女明星都是产后快速塑形成功的范例。

Part 1　备孕细节做足

第 *1* 个月

（1~4周）

小天使悄悄光顾

Xiao Tian Shi Qiao Qiao Guang Gu

当试纸上的两条红线越来越清晰，你是惊喜、是意外、是激动还是措手不及？不管你反应如何，从现在开始，收敛起风风火火的形象，做一个温和从容的准妈妈吧。

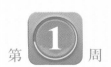

第1周

胎宝宝的发育

如果你和丈夫做出了要一个健康宝贝的决定，那就选择你们身体健康的时期开始吧！这一周也许你会经历生命中最大的变化，从现在开始你将进入一个全新的时期，你将成为一个孩子的妈妈。祝你好运！你可以自己测算排卵周期，即月经周期。主要方法是基础体温法，即每天早晨醒来后身体不做任何运动，用体温表测出体温。坚持做一个月后，就可以绘制成一个曲线的基础体温表。一般排卵期的体温会升高0.3~0.5℃，根据基础体温表，在排卵期你就可以做好迎接新生命的准备了。许多准妈妈都是在不知不觉中怀孕的，在孕早期由于不知道身体的变化，经常性地做剧烈运动，在生病时还吃一些违禁药品，给腹中的胎儿造成一些伤害。因此，我们主张有计划的怀孕，在准备怀孕期间，你可以和丈夫寻找一些轻松浪漫的话题，使自己的心情放松，在一个良好的状态里孕育新生命。还应注意要远离烟酒，因为烟酒会造成精子或卵子的畸形，使得准妈妈一开始在体内获得的就是异常受精卵。夫妻二人还要保持健康的心态，不要在剧烈运动或十分劳累的状态下受孕，也不要接近有毒物品，如农药、麻醉剂、铅、汞、镉等，远离X线等放射性物质。一个健康活泼的新生命需要你们的精心培育，从现在做起吧！

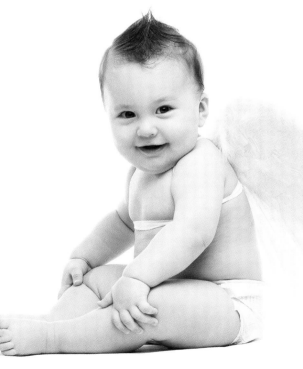

Part 2　第1个月　小天使悄悄光顾

本周营养关照

孕早期无须刻意增加饮食量

不少准妈妈抱着"一个人吃两个人补"的想法，认为怀孕后应该多吃些。但在怀孕最初的三个月，胎儿需求的营养并没有想象的那么多，倘若准妈妈在备孕期并不缺乏营养，怀孕前后的活动量变化不大，那备孕期直至怀孕后的头三个月内并不需要刻意增加热量摄入。只需要坚持补充叶酸，并保证每日饮食结构合理即可。到了孕中晚期，随着胎儿营养需求的增多，才需要适当增加热量摄入（中国营养学会推荐女性在怀孕中、晚期每天增加200千卡热量，这些热量相当于大半碗米饭，或一个中等大小的鸡蛋加200克牛奶，或一片面包加一杯130毫升酸奶，或一片面包加一个中等大小的苹果）。

其实，现在的准妈妈大多不缺乏营养，而且孕期大多会服用综合营养素，因此没必要因为怀孕就开始大吃特吃。孕期饮食过量不仅会导致体重增加，影响产后恢复，还会增加准妈妈患妊娠期糖尿病、妊娠高血压综合征的风险，并且造成胎儿过大，给分娩增加困难。

小贴士

补得过多会导致营养过剩，而营养过剩的直接结果就是肥胖，这给准妈妈自身健康及胎儿的发育都会带来一定的负面影响。对准妈妈来说，肥胖容易引发各种妊娠疾病，如妊娠高血压综合征、妊娠糖尿病等。而对胎儿来说，营养过剩可能会成为巨大儿，导致出生困难及日后健康出现问题。

可以通过饮食补充叶酸吗

叶酸是一种水溶性B族维生素，本质上就是一种维生素，在许多食物中都存在，准妈妈应多吃这类食物。

富含叶酸的食物有哪些

含有叶酸的食物比较多，主要存在于蔬菜水果中，另外，一些肉类和谷物中叶酸含量也不少。以下列举的就是一些富含叶酸的食物，准妈妈可以适当吃一些。

1 绿色蔬菜。莴苣、菠菜、西红柿、胡萝卜、青菜、龙须菜、菜花、小白菜、油菜、蘑菇、扁豆、豆荚等。

2 新鲜水果。橘子、香蕉、樱桃、草莓、柠檬、桃子、李、杏、杨梅、海棠、酸枣、石榴、葡萄、猕猴桃、草莓、梨、胡桃等。

3 动物食品。肝脏、肾脏、禽肉、禽蛋等。

4 谷物。大麦、米糠、小麦胚芽、糙米等。

5 油脂类如核桃油。

饮食补充叶酸注意事项

虽然含有叶酸的食物很多，但是叶酸非常不稳定，很容易受阳光、温度的影响而发生氧化，这就使得叶酸在烹调、储存的时候特别容易流失，如果要通过饮食补充叶酸，一定要注意方式方法。

1 水果、蔬菜尽量吃新鲜的，需保存的时候要遮光、密封。吃的时候能生吃就生吃；烹调熟后及时食用，以免流失更多。

2 叶酸在体内存在的时间不长，需要不停补充才能维持需要的水平，饮食补充叶酸的时候要经常性地吃上述富含叶酸的食物。

坚持服用叶酸片

准妈妈在饮食补充叶酸的时候，最好同时服用叶酸制剂，因为饮食中能获取的叶酸本身并不多，而且生物利用率较低，容易不足。

除非准妈妈经过营养测定，体内的叶酸水平足够供应宝宝的发育需要，才可以不服用叶酸制剂。

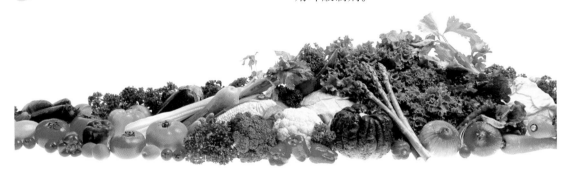

Part 2 第1个月 小天使悄悄光顾

本周日常护理

ξ 远离对怀孕不利的环境

有些准妈妈工作的环境中长期含有大量的化学物质，也有的准妈妈长期与抽烟的同事共处一屋，这些化学物质和二手烟会对生殖功能产生影响，也会影响到胎儿的发育。因此，处在这样有大量化学物质环境中的准妈妈应申请调离工作岗位，被二手烟包围的准妈妈也要大胆跟同事沟通。

不利于胎宝宝健康的工作环境

1 铅、汞、镉、农药、氯乙烯等化学物质有导致流产、死胎、畸形、婴儿智力低下的可能，如果工作中经常要接触这些物质，最好申请暂时调离。

2 二硫化碳、二甲苯、苯、汽油等有机物，可使流产率增高，在加油站、橡胶工厂、干洗店工作的准妈妈需要调离。

3 高温环境、剧烈的振动、巨大的噪声都有可能导致畸形或流产，如果工作环境中有这样的因素，也要申请调离。一般工厂的生产车间大都存在这样的不利因素，要尽早离开。

4 严重的电磁辐射、电离辐射可致早产、胎儿畸形，即使穿着防辐射服都可能无济于事，最好及时调换岗位。存在这些不利因素的工作有医院、工厂的放射室，电磁研究实验室、电子产品生产车间等。

5 风疹病毒、流感病毒、巨细胞病毒一旦感染，也可能导致流产或畸形，传染科室的医生、护士要早早调换工作岗位。

日常生活中应远离二手烟

被动吸烟同样会损害准妈妈和胎宝宝的健康。间接吸烟对肺小气道功能的损害，仅仅次于直接吸烟者。所以，怀孕之后，也要避免待在烟雾缭绕的吸烟者身边。准爸爸最好在室外抽完烟再回家。如果准妈妈办公室有同事抽烟，可以跟他们进行沟通，或者通过QQ和短信的方式提醒，相信大部分人对准妈妈都是友善的。

ε 准妈妈看电视的讲究

即使孕期生活比较轻闲，准妈妈也不应该没完没了地看电视。偶尔看一下的话，也不应该不加选择、随心所欲，而应该在科学原则的指导下合理、有度地看电视。

准妈妈看电视需要注意的问题

1 一次看电视的时间不要超过2小时，避免过度用眼睛，诱发妊娠高血压。

2 准妈妈距离电视机应在2米以上。最好穿上防辐射服，将危险降至最低。

3 开窗通风，保持空气流通。

4 不要在饱食后看电视，也不要边看电视边吃零食。

5 不要蜷在沙发里看电视，以免腹腔内压增大，胃肠蠕动受限，诱发消化道疾病。

6 看完电视后要用清水洗干净手、脸，消除阴极线、放射线对胎宝宝的影响。

7 避免看有恐怖、惊险、血腥、暴力等情节或容易使人悲伤落泪的节目，以免引起精神紧张，对妊娠不利。

8 经常擦拭电视屏幕（擦的时候要关掉电视机，拔掉电源插头，并要用干布擦拭）。

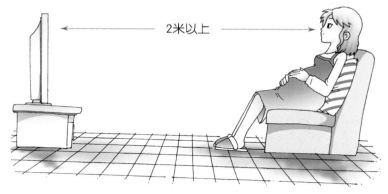

2米以上

❈ 小贴士 ❈

除了看电视，准妈妈可以到环境优美、离家近的地方散散步，逛一逛小区周围的小店，还可以听听音乐，欣赏一些优美、高雅的画作和其他艺术品，以此来充实自己的孕期。

Part 2 第一个月 小天使悄悄光顾

本周胎教课堂

ξ欣赏名画《摇篮》，体味母爱光辉

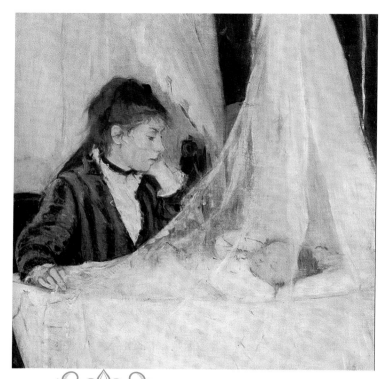

《摇篮》是法国女画家摩里索（1841—1895）作于1872年的一幅优秀作品。画家从母亲的守护与孩子的酣睡中，极具诗意地表现了温馨而博大的母爱。

纱帐中，宝宝在熟睡，母亲一边轻摇着摇篮，一边深情地凝视着恬静入睡的孩子。温馨的母子之情顿时从画面中弥漫开来，这种情景用任何语言都难以描述。看着这一画面时，相信每一位妈妈都会有深切的共鸣。

小贴士

欣赏画作和阅读一样，每看一次都可能产生新的感受，这种体验将带给你无比喜悦或者温暖的感觉，这种感受一定会感染腹中的胎宝宝。

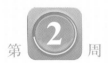
第 **2** 周

胎宝宝的发育

你的月经周期已经进入第2周，一般排卵期是在月经周期的第13~20天，因此在第2周周末时，你的排卵期就会开始。现在你应该制订一个比较详细的怀孕计划，其中应包括工作安排、医疗保健、营养饮食以及家庭财务计划等。现在你已经掌握了基础体温法，可以在此期间把身体和受孕时间调整到最佳时期。一般在卵子排出后15~18小时受精效果最好。虽然现在你没有明确地知道自己是否怀孕，但怀孕计划是早就制订好的，因此现在要加强营养，多吃富含叶酸的食品，如樱桃、桃、李等新鲜水果。叶酸是人体三大造血原料之一，促进红细胞的生成。孕早期如果缺乏叶酸，会影响胎儿神经系统的正常发育，导致脊柱裂或无脑儿等神经管畸形。因此建议女性准备怀孕前3个月每天应补充0.4毫克的叶酸。

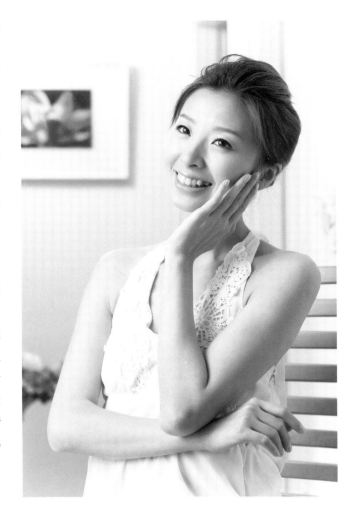

Part 2　第1个月　小天使悄悄光顾

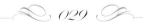

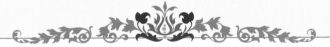

本周营养关照

ξ 孕期应少吃的调味品

前面提到味精和鸡精是备孕准妈妈不宜食用的，烹调的过程中会使用到多种调味品，盐是必需的，鸡精与味精是可以不用的，还有一些调味品是需要准妈妈注意少用的：

料酒：在烧制鱼、羊等荤菜时，放一些料酒可以借料酒的蒸发除去腥气，但过量的料酒中的乙醇会通过胎盘影响胎宝宝的正常发育，适量就好，万一不慎加多了，可以多煮一会儿，酒精可以随着加热而挥发。

热性调料：八角、小茴香、花椒、胡椒、五香粉、辣椒粉等都属于热性调料，如果常食用这些调味品，很容易消耗肠道水分，使肠腺体分泌减少，造成肠道干燥，导致或者加重便秘。

ξ 孕早期适当吃酸利于健康

孕早期，很多准妈妈爱吃酸，这与怀孕有一定关系，怀孕导致准妈妈胃酸分泌减少，消化酶活力降低，影响胃肠的消化吸收功能，准妈妈可能因此产生恶心呕吐、食欲下降等症状，适当的酸性食物不但可以减缓这种症状，还有利于准妈妈吸收营养。

酸味食物可以刺激胃液分泌，帮助提高食欲，摄入营养，其富含的维生素C还可增强母体的抵抗力，促进对铁质的吸收，预防贫血。

ξ 怎样选择酸味食物

孕期吃酸应以既有酸味又营养丰富的新鲜水果等为首选：西红柿、樱桃、杨梅、石榴、橘子、酸枣、葡萄、青苹果等酸味水果中不但含有丰富的维生素，还可提高钙、铁和维生素C的吸收率，是健康的选择。

值得注意的是，虽然山楂营养丰富，但其含有刺激子宫收缩的成分，孕早期的准妈妈不要吃山楂以及山楂制品。

另外，人工腌渍的酸菜、醋制品虽然有一定的酸味，但维生素、蛋白质等多种营养几乎丧失殆尽，而且腌菜中的致癌物质亚硝酸盐含量较高，过多食用无益健康，不能贪图它们的酸味。

 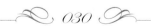

本周日常护理

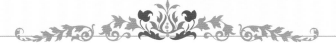

₤ 如何提高受孕概率

许多夫妻孕前检查一切都正常，备孕了很长时间却一直不能怀孕，常常苦恼不已。实际上，受孕与其他任何科学一样，也是有规律可循的。

什么时间最容易受孕

受孕的过程就是精卵结合的过程。女性一般每个月只能排出一个成熟的卵细胞，排出的卵细胞一般只能存活2~3天，而精子进入子宫后也只能存活24小时。所以，从理论上来说，每个月能够受孕的时间也不过一两天而已。把握这个规律非常重要，算准了排卵日，就可以让备孕的夫妻合理安排时间，既能提高受孕概率，又可避免性交过于频繁导致疲劳和丈夫精子质量下降。

提高受孕概率的性爱方式

在阴道里2小时，大部分精子都会死亡，而后仅仅会有一小部分精子脱险并继续向前进。经过道道关卡，最终能够到达输卵管受精部位的精子也就所剩无几了。因此，想要提高受孕概率就必须减少精子游走的距离，尽量让精子在更接近宫颈的地方排出。

具体的方法有：性生活时采取男上女下的姿势，这样阴茎可以插入更深。另外，在性生活之后，妻子不要马上起身，尽量保持平卧的姿势在床上躺30分钟，还可以在臀下垫一个枕头，让更多的精子能通过宫颈进入子宫，这样受孕的概率就会大大提高。

此外，不宜长期禁欲。精子是不断生成、不断成熟的，在成熟期后活力就会降低，应该排出，给新成熟的精子让位，因此，最少在排卵期前3天应该有一次性生活，以便让最有活力的精子在排卵期进入子宫。

保持良好的心态

当"造人"变成一种任务，尤其是长时间未能受孕时，夫妻双方对性生活难免兴致低落，这种心态是不利于怀孕的。许多妈妈都有这样的体验：全心全意准备时总也怀不上，放松了心态反而就很快怀上了。所以，不要把备孕变得很紧张，尽可能以平常心对待。

 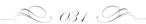

Part 2 第一个月 小天使悄悄光顾

₤ 准妈妈要慎用哪些化妆品

化妆品一般含有色素、香精、矿物油、铅、汞等成分，会对胎宝宝产生巨大的伤害，导致胎宝宝畸形或患上先天性疾病。

准妈妈一定要慎用的化妆品：

1 祛斑霜：大部分祛斑霜都含有铅、汞等化合物，甚至含有激素，长期使用会影响胎宝宝发育，使胎宝宝出现畸形。

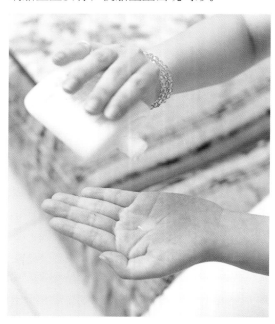

2 润唇膏：各制造厂家的选料、配方、制作技术都不相同，安全程度如何难以把握。虽然有些产品标示为"唇膏""唇油"，实际上却可能是用化学物质合成的合成制剂，安全无法得到保障。

3 口红：口红中的羊毛脂很容易吸附空气中对人体有害的重金属元素，还可能吸附大肠杆菌，导致胎宝宝畸形。

4 染发剂：染发剂容易导致胎宝宝畸形，还有致癌作用。

5 冷烫精：冷烫精可以影响胎宝宝的正常发育，还可能使准妈妈过敏。

6 脱毛剂：脱毛剂是化学制品，对胎宝宝的健康可产生不良影响。

7 指甲油：指甲油中的"酞酸酯"若被吸收，不仅对准妈妈的健康有害，还容易引起胎宝宝畸形和流产。

8 香薰精油：一些精油对胎宝宝的发育不利，还可能导致流产。

❦ 小贴士 ❦

准妈妈如果出于某些原因需要化妆，应尽量选择安全性比较强、质量比较好的化妆品，妆容不宜过重，将胎宝宝受化妆品损害的风险降到最低。

ξ 放松心情更容易怀孕

优生优育专家认为，一对健康的夫妇不做任何避孕的措施，每个周期内怀孕的概率也只有20%左右。所以，一两次没有成功受孕是再正常不过的事，不必为此太过忧虑。

压力太大会降低受孕概率

作为忙碌的现代人，几乎所有的事情都是有计划的，许多人甚至把规划都做到了若干年以后，期望一切都按部就班照原计划进行。就连怀孕生子也是他们繁杂计划的一部分，希望能在自己预定的时间内完成，一旦不成功，压力就会增加。

事实上，压力大恰恰是迟迟不怀孕的主要原因之一，过度的精神紧张会导致备孕妈妈排卵紊乱，出现排卵障碍或不排卵的情

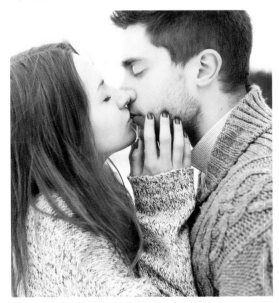

形，还会导致备孕爸爸阳痿，一到排卵期就紧张，根本无法过性生活，反而更不利于怀孕。现实生活中就有很多备孕父母长期备孕不成功，反而在打算放弃的时候突然怀孕了，主要是因为压力减轻了。因此，建议存在这种压力的备孕父母放松心情，这样怀孕才能更容易。

备孕要顺其自然

备孕是一件不能急切的事，不管方法有多科学，都不能保证一次成功。因此备孕父母最少给自己一年的时间，一次两次没有成功，是很正常的。在医学上，备孕一年以上都没有怀孕才能算作不孕，需要治疗。

保持规律生活

在备孕的时候，尽量保持有规律的生活，即使任务没有完成，也要自觉地消除紧张状态，找到自我放松的方法。可以做运动、看电影、听音乐、旅游等，将备孕当作宝宝来之前最后的二人时光来享受，宝宝说不定就会不期而至。

保持正常的性爱频率。如果每周都能有2次性生活，一年内实现自然而然怀孕应该不成问题，完全不用太紧张。

♔ 改变不良的生活习惯

怀孕后，胎宝宝的身体发育和准妈妈的身体状况密切相关，而且随着孕期的延长，准妈妈的身体负担也会加重，所以如果有不良的生活习惯，要尽早改一改。

改变不良饮食习惯

胎宝宝从在准妈妈的子宫里安顿下来，就依赖妈妈给他及时、平衡、丰富地供应营养，所以，准妈妈饮食习惯要先调整。

1 摄入营养要全面。偏食的准妈妈要努力改变偏食习惯，保证每天的饮食里都包含蛋白质、脂肪、碳水化合物、维生素、矿物质。

2 三餐无定点的准妈妈要保证定时定点吃饭，不要忍饥挨饿，也不要暴饮暴食。不管多忙，准妈妈都要把吃饭放在第一位，到饭点就吃饭，其他事最好往后推。此外，身边还应常备些小食品，饿了就吃。

3 口味较重的准妈妈要尽量让饮食清淡一些，让身体的负担小一些，避免孕中后期太辛苦，或患上妊娠高血压综合征，危及宝宝的健康。

4 爱抽烟、喝酒、喝茶、喝咖啡、吃垃圾食品的准妈妈，在怀孕期间一定要戒掉这些食物，为了宝宝的健康，暂时的忍耐是必需的，也是值得的。

改变不良作息习惯

作息习惯不规律，尤其是经常熬夜加班、昼伏夜出的准妈妈，要尽快调整，坚持早睡早起，并保证充足睡眠。因为不良的作息习惯，使身体很难得到充分休息，休息不足，营养吸收和免疫功能都不佳，会影响到宝宝的健康成长，甚至发生流产的严重后果。

停止使用化妆品

许多化妆品都是含铅的，专家提醒：美白效果越好的化妆品含铅量越高。如果准妈妈体内含铅量多，必然造成宝宝患各种疾病，如多动、智力低下、贫血等。所以，准妈妈们最好少用这些含铅化妆品。

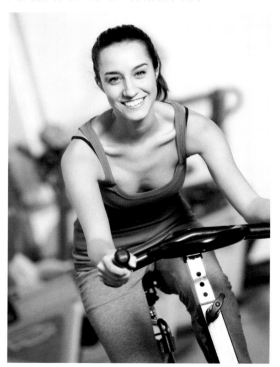

 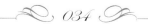

本周胎教课堂

ξ 《你是人间四月天》

　　这首诗是民国时期的才女林徽因为儿子的出生而作的。诗人将四月的春景比作她心里的那个小天使，字里行间诠释的都是爱与希望。一个妈妈对孩子的期待与爱恐怕只有做了妈妈的人才能真正诠释。儿子出生带来的喜悦以及母亲对儿子的希望，这些都被她写进了这首深情的诗歌《你是人间四月天》中。

小贴士

　　将这首诗与胎宝宝共享吧！饱含对胎宝宝的爱来读这首爱子情深的诗歌，虽然他听不见，但是你的享受和感动，定能让他感知。

我说你是人间的四月天；
笑声点亮了四面风；
轻灵在春的光艳中交舞着变。

你是四月早天里的云烟，
黄昏吹着风的软，
星子在无意中闪，
细雨点洒在花前。

那轻，那娉婷，你是，
鲜妍百花的冠冕你戴着，
你是天真，庄严，
你是夜夜的月圆。

雪化后那片鹅黄，你像；
新鲜初放芽的绿，你是；
柔嫩喜悦
水光浮动着你梦中期待的白莲。

你是一树一树的花开，
是燕在梁间呢喃，
——你是爱，是暖，是希望，
你是人间的四月天！

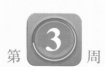

胎宝宝的发育

受精卵形成后，开始急速增殖、分裂，大约3天后就已经分裂出12~16个细胞，这时的受精卵已经改了名称，叫作胚胎。因为此时的胚胎形状像一个桑葚，所以也叫作桑葚胚。胚胎在分裂的同时沿着输卵管向宫腔的方向移动。

开始着床

移动到了宫腔以后，胚胎变成胚泡，此时已经拥有100多个细胞，并开始准备着床。着床指的是胚泡植入子宫内膜的过程。着床后，胎儿就在子宫内安定了下来，并开始吸收母体的营养以供自己发育。这个过程大约需要6天的时间。

胎盘开始形成

着床完成后，胚胎会分泌出人绒毛膜促性腺激素（HCG）。这种激素主要作用是促进胎盘形成，所以，胎盘在这个阶段已经开始形成了。胎盘对胎宝宝来说非常重要，不但是他和母体之间最牢靠的连接，还是他后期发育从母体吸收营养、氧气的唯一渠道，所以HCG是非常重要的。胎盘是在孕3月即将结束的时候才能最后形成，在胎盘形成之前的胎宝宝都比较危险，准妈妈要做好预防流产的工作。

HCG不仅促进胎盘的形成，还能阻止月经来潮，对胎儿是一种保护。同时也就是这种激素使孕检结果呈阳性，告诉准妈妈怀孕了。

无法顺利着床的情况

着床的过程可能会发生意外，如果准妈妈的输卵管通而不畅，受精卵形成之后，随着分裂、增大，无法通过不够通畅的输卵管，因而不能到达子宫腔内，最终胚泡不得不在输卵管着床，就会形成宫外孕。

通常来说，宫外孕是小概率事件，尤其是身体健康且没有做过流产手术的准妈妈一般不会发生宫外孕，所以，准妈妈不用过于紧张。此外，宫外孕也不会毫无知觉，它有一些症状，如小腹剧痛，严重的甚至休克等。

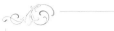

本周营养关照

ξ 饮食要注意营养均衡

无论是准妈妈的身体还是胎宝宝的成长都需要均衡的营养，从怀孕起，准妈妈就要建立起这个观念。尽量安排好每天的饮食生活，养成均衡、良好的饮食习惯，不偏食、挑食，尽量将食物烹调得美味可口，增进食欲。

营养不均衡的原因

1 偏食。准妈妈营养不均衡，可能是比较偏食，喜欢的就多吃，不喜欢的就不吃，自然营养不均衡，也可能是准妈妈根本就不重视这个问题造成的。

2 食物过于精细。食用过于精细的食物，会丢失很多食物中的微量元素、维生素和植物纤维，人体缺少这些必需的物质，会导致很多疾病。

怎样做到营养均衡

要做到营养均衡，其实并不难，只要看看餐桌上摆的食物是不是能够提供足够的营养素，数数每天吃的食物种类达到足够多即可。

首先看餐桌，看看是否有供给主要能量的谷物类食物，是否有供给优质蛋白质的鱼、肉、蛋类食品，是否有可以提供矿物质、维生素的蔬菜，饭后是否能吃到水果等。

其次看自己对饮食的态度。准妈妈要认真检讨一下自己的口味偏好，是否特别中意某几种食物，而反感另外几种食物，如果是就要鼓励自己尝试一下那些自己特别不喜欢的食物。事实上，人们不喜欢某些食物并不完全是口味上的偏好导致的，更多的是心理因素导致的，当准妈妈从心理上接受了这种食物，口味上也就不会那么排斥了。

此外，许多食物的营养成分是相近的，如果实在无法改变对某种食物的排斥，也可以找出该种食物的代替品，比如不喜欢吃油菜、菠菜，可以多吃芹菜、韭菜、莜麦菜等来代替。

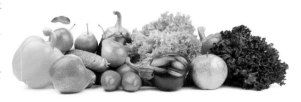

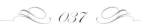

本周日常护理

ξ 把自己当孕妇对待

准妈妈如果已经怀孕，此时不经医学手段还不能自己测试出来，也一般不会有特别明显的征兆。因此，不管有没有怀孕，此时准妈妈都应该把自己当成一个孕妇，小心谨慎，严格遵守孕妇的行为规范。

远离辐射

孕期应尽量避免辐射，不要长时间操作电脑；减少玩手机，不要把手机贴身放；工作时离复印、打印、传真等设备稍远一些；停止用电吹风吹头发，使用微波炉时不要站在旁边等。

日常生活注意事项

1 衣着：怀孕后身体会变得更"娇气"，穿衣服也不能像以前那样随意了。选购衣服的原则就是宽松、柔软、舒适。绝对不能穿紧身衣，内衣最好也选纯棉的。妆最好也不要化了，做一个美丽的素颜准妈妈吧。

2 饮食：一日三餐要按时定量吃，尤其是必须吃早餐。太甜的、太辣的、太凉的等一切对身体有刺激的食物，都要暂时远离。

3 睡眠：改掉一切不规律的作息，调整体内的生物钟，不要熬夜，每天定时睡觉。如果准妈妈是一个"网虫"，那就更应该注意了，"黑白颠倒"的生活对胎宝宝有百害而无一利。

4 行动：让自己的行为缓慢和稳当一点，不要想跑就跑，想跳就跳。脱下高跟鞋，换上舒适的平底鞋。

5 情绪：过度兴奋、悲伤、愤怒、压抑都是孕期的大忌，所以要尽量让自己少思少虑，心态平静。

不要随便吃药

从计划怀孕时起，准妈妈就不要随便吃药，如果必须吃，也一定要在咨询过医生的情况下才能吃。

如果在还不知道怀孕的情况下服用了某种药物，也不用过分担心。因为只是偶尔服用一两次，剂量也不是很大，一般不会对胎宝宝产生明显的影响。但是，如果用药时间较长，用药量也比较大，则应该找医生询问是否需要终止妊娠。

ξ 早孕反应是怎样的

怀孕后，准妈妈会出现一些身体不适的感觉，这是早孕反应，最早可以出现在孕4~5周。这些不适症状一般不需特殊处理，妊娠12周后随着体内HCG水平的下降，症状多自然消失，食欲恢复正常。早孕反应有些像感冒，但最好不要当感冒处理。

早孕反应的表现

早孕反应因人而异，有的人反应强烈，有的人基本上没有反应。总体来说，早孕反应一般表现为：

1 出现类似感冒的症状。如体温升高、头痛、精神疲乏、情绪低落、脸色发黄、食欲不佳等。

2 有恶心想吐的感觉，清晨或空腹时甚至会呕吐。在怀孕期间，准妈妈体内会分泌大量的黄体素来稳定子宫，减少子宫平滑肌的收缩；但同时也会影响肠胃道平滑肌的蠕动，造成消化不良，出现反胃、呕酸水等现象。

3 口味发生了变化。本来喜欢吃的东西，现在看到就恶心，而一些本来不喜欢吃的反而很想吃。有些准妈妈会嗜好吃酸的，也有些准妈妈会嗜好吃辣的。

4 乳房会发生变化，感觉肿胀，触碰有痛感等。

5 嗜睡。胎宝宝在发育的过程中需要从母体吸收大量的营养，会消耗准妈妈的营养和体能，因此准妈妈会感觉到很疲惫，经常犯困。

不要把早孕反应当感冒

出现早孕反应的时候，敏感的准妈妈一般能够意识到"好孕"到了，身体感觉难受的同时，也有惊喜。不过那些有点迷糊的准妈妈此刻更多关注的是类似于感冒的症状，单纯地认为自己感冒了，就会去打针吃药治疗了，这是最不应该出现的情形。

最保险的方法是，准妈妈在开始备孕之后，就时刻提醒自己，不管怀孕与否都暂时把自己当作孕妇看，需要用药的时候首先想到药物对宝宝的影响，以免后悔莫及。

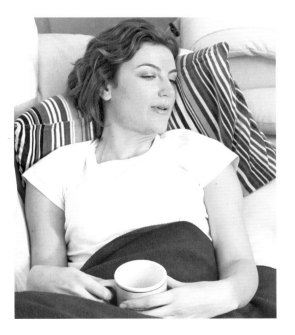

Part 2 第1个月 小天使悄悄光顾

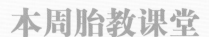

本周胎教课堂

ξ 《蜗牛与黄鹂鸟》

这是一个关于蜗牛爬葡萄树的故事，其实胎教也像是蜗牛爬树一样，只要你坚持，等宝宝出生时，你就能看到成果。

阿门阿前一棵葡萄树
阿嫩阿嫩绿地刚发芽
蜗牛背着那重重的壳呀
一步一步地往上爬
阿树阿上两只黄鹂鸟
阿嘻阿嘻哈哈在笑它
葡萄成熟还早得很哪

现在上来干什么
阿黄阿黄鹂儿不要笑
等我爬上它就成熟了

阿门阿前一棵葡萄树
阿嫩阿嫩绿地刚发芽
蜗牛背着那重重的壳呀

一步一步地往上爬
阿树阿上两只黄鹂鸟
阿嘻阿嘻哈哈在笑它
葡萄成熟还早得很哪
现在上来干什么
阿黄阿黄鹂儿不要笑
等我爬上它就成熟了

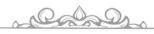

小贴士

如果验孕试纸测试显示没有怀孕，先不要担心，试纸也不是完全准确的，这个时候你应该到医院去确认，即使没有怀上，也是正常的。怀孕也有自然淘汰的过程，很可能是受精卵存在缺陷，这同时也是优生保证。

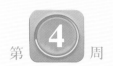

第 4 周 胎宝宝的发育

从受精卵形成到着床一般需要7~10天，所以在第4周的时候，有的已经完成着床，有的却正在准备着床或正处于着床的过程中。在这段时间，如果发现阴道有少量出血，一般都是胚胎着床引起的，量不多。

胚胎的变化

着床完成以后，胚胎慢慢长大，这时大脑的发育已经开始，胚胎不断地分裂，一部分形成大脑，另一部分则形成神经组织。这时要特别注意加强营养，丰富的营养会给脑细胞和神经系统一个良好的成长环境。这时候，胚胎已经可以从母体吸取营养和氧气了，是由一些微小的通道和子宫壁血管相连来获得的。

胎盘开始发育

大约在本周末，胎盘开始发育，这时候胎盘就会逐渐接替这些微小的通道开始给胎宝宝提供成长所需的营养和氧气了。这时候胎宝宝受到母体的影响会增大，进入了致畸敏感期，要小心避开致畸因素。

避开致畸因素

从发育规律上看，孕4~5周是胎宝宝的发育敏感期，因为此时是胎宝宝神经、心脏、血管系统开始出现并发展的时期，最敏感，最容易受到损伤，许多致畸因素在此时非常活跃，多数的先天畸形都是在这个时期发生的，因此，准妈妈一定要保护好自己，从而给胎宝宝一个安全发育的环境。注意第一不要照X射线，不要做CT。第二，不要做剧烈的运动，避免感冒、受凉。第三，不要吃药，不要抽烟、喝酒、喝咖啡，多吃营养健康的食物。第四，少接触化学物质，要做好防护措施。最后一点就是一定要认真服用叶酸片。

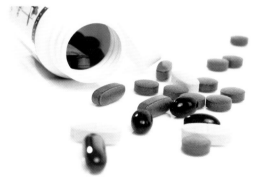

Part 2　第 1 个月　小天使悄悄光顾

本周营养关照

ξ 准妈妈四季养胎饮食要点

春季养胎的饮食要点

中医认为："当春之时，食味宜减酸益甘，以养脾气，饮酒不可过多，米面团饼不可多食，致伤脾胃，难以消化。" 中医还认为：

春季应养阳，在饮食上要选择一些能助阳的食品，并由冬季的高脂高热饮食转变为清淡饮食。建议准妈妈多吃些蔬菜。

同时春季饮食忌大补。

夏季养胎的饮食要点

1 避免高糖食品。准妈妈夏天千万不要无限量吃西瓜等高糖分水果，水果的补充最好是在两餐之间，每日最多不能超过200克，并且在选择水果时应尽量选择含糖量低的水果，或以蔬菜代替，如西红柿、黄瓜等。

2 略加点盐。炎热的夏季，人体出汗多，所以在饮食方面，宜食用调味稍咸的菜肴。一来可以及时补充人体因出汗而失去的盐分；二来可避免因出汗过多而出现的虚脱。

3 准妈妈平时应该多喝水，不宜食过多冷饮，以免伤脾胃。对于准妈妈来说，牛奶、豆浆、自制蔬果汁、柠檬茶都是很不错的饮品。

4 准妈妈还可以适当吃一些天然酸味食物，如西红柿、柠檬、草莓、乌梅、葡萄等，有助于敛汗祛湿，预防因流汗过多而耗气伤阴，并能生津解渴，健胃消食。

秋季养胎饮食要点

准妈妈秋季补身是必要的，但应该多听取医生的建议，千万不可盲目进补，一般以温和、清淡为宜，可选用燕窝、党参、茯苓、麦冬、沙参、莲藕、银耳等，少吃狗肉、羊肉。

准妈妈秋天宜多吃芝麻、核桃仁、黑糯米、大枣、赤豆及动物肝脏等，可补充铁和维生素A。

秋天气候干燥，准妈妈可能便秘，因此准妈妈要注意多喝水、养成定时排便的好习惯。

冬季养胎饮食要点

1 饮食以清淡、新鲜、全面、均衡、卫生为原则，注意荤素搭配，不要过多摄入高脂肪、高糖、高蛋白的食物。

2 可以多补充些矿物质含量高的根块和根茎类蔬菜，如胡萝卜、藕、莴笋、薯类等。

 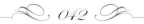

ξ 注意选择安全食品

食品安全问题是一个不容小视的问题，尤其对于准妈妈而言，更是不能有半点马虎。

减少外出就餐

从准备怀孕起，就要减少外出就餐的次数，尤其是街头的各种小吃，更是要绝对禁止。准妈妈要学一些自己动手烹饪的技巧，也可以让准爸爸或者家人代劳。

如何购买安全食品

要想买到安全食品，就要学会看食品标签。所有正规出售食品的外包装上都会附着一些吊牌、文字、图形、符号说明，这些就是食品标签。标签的基本内容包括食品名称、配料及固形物含量、厂名、批号、日期标识等。一般而言，标签信息越具体、越详细，则产品的质量和安全越有保证。

1 食品类别：这里会标注出该食品属于何种产品。比如"咖啡乳"究竟是饮料还是牛奶产品。

2 配料表：按法规要求，含量最大的原料应排在第一位，最少的原料排在最后一位。各类原料都必须标注具体的名称，不使用色素、调味剂等模糊的名词。若食品配料标注不清晰或者没有标注，说明该食品的安全性有隐患，不宜购买。

3 营养素含量：包括蛋白质、脂肪、碳水化合物、维生素和矿物质。有些还会标注热量。准妈妈可以根据自身的需求来挑选食物。比如过胖的准妈妈就要尽量少选热量高的食物。

4 产品重量、净含量：净含量是指除外包装以外的可食用部分的含量。有些食物虽然外包装看起来很大，但实际可食用部分却很少，不仅性价比低，还不环保。

5 生产日期和保质期：生产日期一般在食品包装的下沿或上沿。保质期则是指食品在标签标明的条件下保存，可以食用的最终日期，在此日期之后则不宜再食用。

6 认证标志：如有机食品标志、绿色食品标志、无公害食品标志、QS标志、市场准入标志等。这些标志代表着产品的安全品质和管理质量。

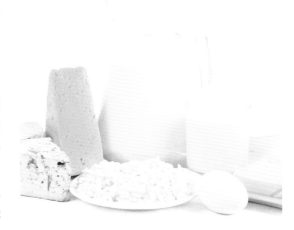

 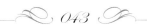

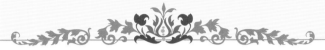

本周日常护理

ξ 工作时要注意减少电脑辐射

电脑辐射对怀孕到底有没有影响，有多大的影响，虽然目前众说纷纭，并没有统一的认知。不过对于想给宝宝最好的一切的准妈妈来说，还是应尽力做好防护。

减少电脑辐射的方法

第一，减少电脑辐射最彻底的方法是尽量少接触电脑。能做全职妈妈是最好的，如果不能做全职妈妈，可以尝试调到不怎么接触到电脑的部门，如果不能调动，准妈妈也要注意有意识地避免长期坐在电脑前。比如做某些不需要使用电脑的工作时可将电脑关闭，或者到没有电脑的房间进行，在午间休息时尽量出去走动，而不是坐在电脑前。

第二，使用电脑时注意一些小技巧也可以减少辐射。这些小技巧诸如：调暗电脑屏幕的亮度，并与电脑保持50~70厘米的距离，机箱最好不要敞开，这样泄漏的辐射会小很多。

第三，尽量使用液晶显示器，如果是CRT显示器，可以在屏幕前加一块防辐射屏。尽量使用大品牌的鼠标键盘，这样会减少很多辐射。

第四，在显示器前放一盆仙人球，也可以吸收部分辐射。

第五，吃一些防辐射的食物。比如，注意酌情多吃一些胡萝卜、豆芽、西红柿、瘦肉、动物肝等富含维生素A、维生素C和蛋白质的食物。海带是放射性物质的"克星"，可促使侵入人体的放射性物质从肠道排出。猪血的血浆蛋白丰富，血浆蛋白经消化酶分解后，可与进入人体的有害金属微粒发生反应，变成难以溶解的新物质沉淀下来，然后排出体外。

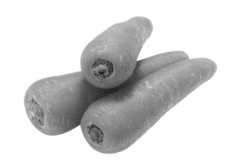

ξ 验孕的方法有哪些

开始备孕后，许多准妈妈每个月都急切地想知道自己是否"好孕"，验孕的方法很多，最准确、最快速的是到医院抽血化验或者做B超，最方便操作的是自己买验孕棒进行测试。

抽血验孕法

血HCG相比于传统的尿液HCG更加准确，误差更小，而且可以把检测的时间提前，一般性生活后8~10天就可以检测出是否怀孕。通过血液检查HCG值比用早早孕试纸检测尿液能够更灵敏、更准确地对是否妊娠做出反应，其准确率在99%以上。此外对于多胎妊娠、宫外孕、胚胎不正常、发育迟缓、葡萄胎、某些内分泌疾病或肿瘤等，将血液HCG值结合临床情况及其他检查结果进行通过综合分析往往可以得出正确判断。

验孕棒验孕法

验孕棒测试一般在性生活后15天可以测试出结果，其测试原理也是检测尿液中是否有HCG。验孕棒在普通药房就可以买到，用干净的容器收集早上的第一次尿液，然后将验孕棒标有箭头的一段浸入尿液中，静置3~5秒钟后取出平放，5分钟内观察结果。如果验孕棒显示一条红线，说明没有怀孕；如果有两条明显红线说明已经怀孕；如果两条红线一深一浅，则表示目前还无法确定，需要过几天再测一次。

基础体温辅助法

一直在测量基础体温的准妈妈，此时可以借助基础体温表判断怀孕与否。如果经过了排卵期的最低温度，体温上升后，维持高温的时间超过了18天，就可能是怀孕了。

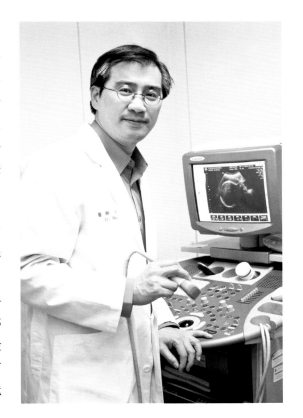

Part 2 第1个月 小天使悄悄光顾

本周胎教课堂

ξ 《仲夏夜之梦序曲》

《仲夏夜之梦序曲》是著名的德国音乐家门德尔松凭借在莎士比亚的同名喜剧中获得的印象和灵感，在17岁那年创作的。作品散发出浓郁的青春气息，充满了诗情和美感。

《仲夏夜之梦序曲》的灵感

《仲夏夜之梦》取材于民间传说，源于古代雅典的一种风俗：父亲有权决定女儿的婚事，如果女儿拒绝父亲的决定，父亲便可依法将她处死。有个美丽的女孩就因为违背父亲的决定，而与情人在一个森林相约私奔。那个森林原来是精灵们的乐园，小情人备受精灵们的作弄。当然，最后有情人终成眷属，留下故事给后人吟唱。

音乐中虚幻莫测的梦境

"抒情风景画大师"门德尔松，在这首经典曲目中，用他丰富的想象、优美抒情的风格和精练流畅的笔触，描绘了夏季月明之夜和迷人的森林中的精灵们的神奇生活。带有神秘气氛的夜景诗趣，形成序曲诗意般的音乐背景，使序曲罩上一层幻想和仙境的色彩。俄罗斯作曲家柴可夫斯基很欣赏这首序曲。他曾写道："我想，当《仲夏夜之梦序曲》的音乐第一次出现的时候，一定给人以惊人的印象，因为它的新奇与充满的灵感和诗意都达到了惊人的地步。"静下心来，与你还没觉察到的胎宝宝一起感受其中的梦幻色彩吧。

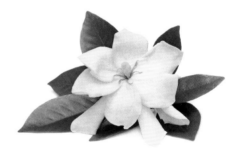

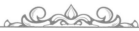

小贴士

准妈妈可以通过听来感受音乐里面的美，将自己对美的感受通过神经传导输送给胎宝宝。

Part 3

第 **2** 个月

（5~8周）

好情绪成就快乐宝宝

*Hao Qing Xu Cheng Jiu Kuai
Le Bao Bao*

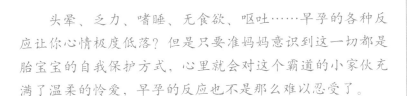

　　头晕、乏力、嗜睡、无食欲、呕吐……早孕的各种反应让你心情极度低落？但是只要准妈妈意识到这一切都是胎宝宝的自我保护方式，心里就会对这个霸道的小家伙充满了温柔的怜爱，早孕的反应也不是那么难以忍受了。

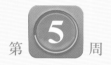

胎宝宝的发育

本周的胎宝宝大约有4~5毫米长，虽然只有一颗苹果子大小，但是已经具备了一些人的特征了。

胚胎的发育情况

胚胎的发育仍然在飞速地进行，其内细胞群会形成3个胚层：外胚层、中胚层和内胚层。这3个胚层是胎宝宝发育的根基，将在以后慢慢分化发育成各个重要的身体器官：内胚层将发育成肺、肝脏、甲状腺、胰腺、泌尿系统和膀胱；中胚层将发育成骨骼、肌肉、心脏、睾丸或卵巢、肾、脾、血管、血细胞和皮肤的真皮；外胚层最后将形成皮肤、汗腺、乳头、乳房、毛发、指甲、牙釉质和眼的晶状体。

外胚层在本周会出现神经管道，将来脊髓、大脑、神经、骨干会由这条神经管道发育而来。

在这3胚层之外还包裹着胚泡壁，胚泡壁现在是一个空腔，其细胞群周围开始有羊水积聚，而这个空腔很快就会发育成羊膜囊。羊膜囊中的羊水会一直包裹和保护着的胎宝宝。

心脏开始有规律地跳动并能泵血了。连接脑部和脊髓的神经管此时也开始工作了。此外，胎宝宝的肾脏和肝脏本周也开始生长，主原肠也开始发育。

胚胎的外形特征

本周，胚胎的上面和下面开始形成肢体的幼芽，这些幼芽将来会形成宝宝的手和腿，将来形成嘴的地方有一个开口，在其下方则出现了一些小的褶皱，这是脖子和下颌的雏形。面部器官的形状或功能也有部分在本周形成，鼻孔能够被清楚地看到，眼睛的视网膜也开始形成。

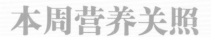

本周营养关照

ξ记孕期饮食日记

要想了解自己的饮食特点以及习惯，最好的办法莫过于记录每天的饮食，只需几天，就会发现自己的饮食规律，做出改进就很容易了，这对改善孕期营养状况大有帮助。

如何写孕期饮食日记

1 边吃边写，不要在睡前再回忆今天都吃了什么，更不要在一周结束的时候才去回忆。

2 什么都要写，把孕期饮食日记放在包里，随时记下自己吃过喝过的全部东西，从一罐苏打水到随手拿来的几块饼干都要算上，这类"小吃"最容易被忽略，但对孕期健康却有很大的影响。

3 别忽略细节，一定要写明面包是否涂了果酱，汉堡里是否有奶酪，汤里是否泡饼了。

4 记录要诚实，饮食日记是给自己看的，所以，千万不要假装自己的孕期饮食很健康。

5 列出自己需要摄入的营养素，将这些营养素转化成常见的食材。

6 每天提醒自己喝水，准妈妈每天需要喝6~8杯250毫升的水，水对孕期大有好处，每天都不应该忘了主动喝水。

孕期饮食每周小结

一周结束时，看一下自己的孕期饮食日记，这样可以看到自己过去的一周有哪些不良的饮食习惯，看看有多少次是在不太饿或情绪不好的时候吃东西的，有没有吃到所有列出的孕期营养物质……

总结一下自己在过去的一周里，哪些方面做得好，哪些方面是需要改进的。然后，写出下周孕期饮食目标，看看哪些是该多吃或少吃的，哪些需要改变或只要保持就行了。

Part3 第 2 个月 好情绪成就快乐宝宝

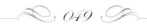

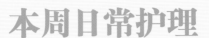

本周日常护理

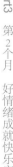

Part3 第2个月 好情绪成就快乐宝宝

ξ 怎样推算预产期

　　孕周是以末次月经来潮的第一天为基础计算得来的，预产期也同样从末次月经的第1天算起的，这是由于每一位准妈妈都难以准确地判断受孕的时间，所以，医学上规定，以末次月经的第1天起计算预产期，其整个孕期共为280天，10个妊娠月（每个妊娠月为28天）。因此，末次月经来潮第1天的日期加上280天，就是预产期了。

预产期快速计算法

　　预产期的简单算法：末次月经来潮的月份加上9，如果得数没超过12，该得数即为出生月份；如果得数超过12，则减去12才是出

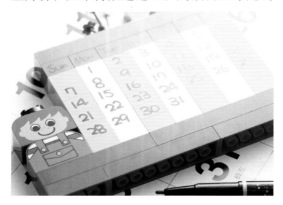

生月份；此外，这种情况要在年份上加1，这就确定了宝宝的出生年月。出生的日期是末次月经来潮第一天加上7，如果得数超过30，就减去30，在月份上加上1即可。

　　举例说明：假如末次月经日期是2月3日，预产期月份为2加9为11月份，日期为3加7为10日，预产期就是11月10日；假如末次月经是8月27日来潮，预产期月份为8加9减12，即次年的5月份，日期为27加7减30为下一月即4日，月份上加1，预产期就是次年的6月4日。

预产期只能作为参考

　　准爸妈需要明白的是，预产期不是确切的生产日，能够正好在预产期这一天生产的概率不超过5%，实际生产日期大多数会落在预产期的前后2周内。这是因为40周预产期的推算方法是以28天的月经周期为计算基础的，然而很多准妈妈的月经周期可能略多于或少于28天，或者月经周期不规律。

　　另外，在孕检中，医生可能还会结合B超检查数据，根据宝宝实际的生长、发育情况，对预产期做出调整，一般调整后的预产期更接近将来真正生产的日子。

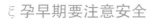
ξ 孕早期要注意安全

怀孕早期是一个非常特殊的时期。因为刚刚形成的胚胎非常脆弱，对于外界的很多因素和刺激异常敏感，容易受到伤害。所以，一定要在生活中倍加呵护自己，以免导致胎宝宝畸形或流产。

1 不宜做B超和X射线检查。在胚胎发育早期，胚胎的器官正处于高度分化和形成中，若此时做B超或不慎接受X射线检查，很容易造成胚胎畸变。

2 少用含氯的洗涤剂。含氯的洗涤剂有很强的刺鼻气味，会让准妈妈更恶心，必须使用时，首先要保持房间的换气通风，然后戴上口罩和手套，做好防护措施。

3 避免感冒。怀孕后准妈妈不能随便用药，因此一定要增强体质，保证营养摄入，坚持体育锻炼，冬季注意保温，夏季注意防暑，注意不生病很重要。

4 注意给腹部保暖。由于激素作用，怀孕后准妈妈的体温会一直较高，很容易感觉热，因此，要特别注意不让腹部着凉，随手带一件外衣。

5 控制性生活。孕早期是胎宝宝特别不安定的时期，性生活导致的子宫收缩容易导致流产。即使不流产，性生活带来的细菌容易侵入抵抗力下降的准妈妈体内，使胎宝宝感染。

6 避免长途出行。孕早期特别需要静养，不适宜长途跋涉，而且乘坐交通工具会加剧孕吐反应，所以应尽量避免长途出行。

7 行动宜放慢速度。孕早期，那些需要瞬间爆发力的运动如羽毛球、网球、乒乓球、高尔夫球以及会对腹部产生压力的如滑雪、滑板等是完全禁止的，最好的运动方式应是散步。

8 防止腰酸背痛。可以多准备几个靠垫，无论坐在沙发上还是床上或是在办公室里，都可以背后靠一个，手上抱一个，还可以用来垫脚垫腿等，防止腰酸腿酸和背痛，既温暖又舒适。

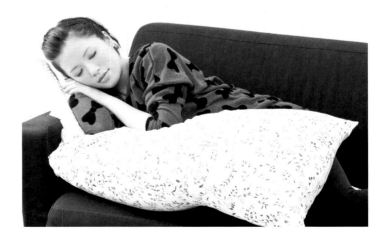

Part3 第2个月 好情绪成就快乐宝宝

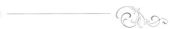

本周胎教课堂

想象自己期待一个什么样的宝宝

从决定要一个宝宝到现在胎宝宝在腹中安营扎寨健康成长，这期间经历了太多神奇的变化。此刻，准妈妈心里肯定对胎宝宝的样子充满了期待。心中的那个宝宝是个小子还是千金呢？他是什么模样？像自己多一点还是更像老公？

构想并画出胎宝宝的样子

那么，你心目中的小天使会是什么样呢？带着这些疑问，拿起手中的笔，画一画你想象中宝宝的模样吧。如果你画画不是很拿手，也可以找一张你觉得和他长得最像的宝宝照片，把你想对他说的话和你的美好愿望写下来，这将是你和宝宝共同的美好回忆。

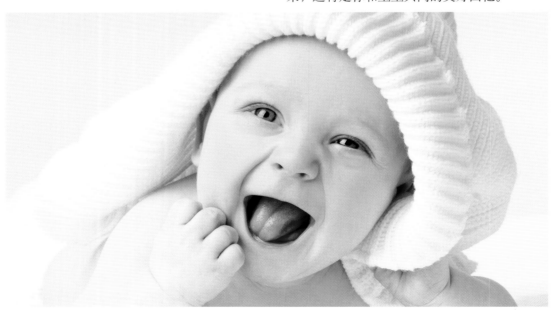

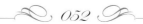

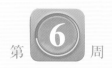

胎宝宝的发育

第**6**周

本周的胎宝宝大约只有6毫米长，漂浮在充满液体的羊膜囊中，"身体"蜷缩，像一个C字形，虽然个头不大，但是脏器、组织等却越来越全，功能也迅速发展。本周最大的变化是胎宝宝有心跳了、能活动四肢了，有时候还会转动一下，但是这些都是轻微的，准妈妈暂时还感觉不到。

开始有心跳了

这个时候的心脏只有一个心室，但是已经开始搏动，也有血液在细小的血管里面流动了。在接下来的日子里，心脏会开始划分心室。心脏每分钟可以跳150次左右。胎宝宝的心跳是正常成人心跳次数的2倍，非常快。心跳频率虽快，但是震动不大，声音也很小，胎心音在这个时候准妈妈是听不到的。不过想想，一个身体里有两个心脏在跳动，就足以让准妈妈感到神奇万分了。

其他系统的变化

胎宝宝的呼吸通道——主支气管也开始显现出来，主支气管所在的这个部位将来会发育成肺部。嘴虽然仍然只是一个毫无形状可言的开口，舌头和声带却开始成形。

胎宝宝开始构造肌肉纤维组织，到本周的一半时间左右，他就能够开始活动小小的四肢了。

此外，宝宝的下丘脑垂体腺也开始发育了。

胎宝宝的外形变化

不过，在外貌上，胎宝宝的进步不太大，眼睛和鼻孔还都是小黑点，将来要形成耳朵的地方现在还是一个凹坑，胳膊和腿都是小肉芽，手指间或脚趾间带着厚厚的蹼，就像鸭蹼一样，也有点像是划船的桨。

孕6周的宝宝仍然处于致畸敏感期，要做好预防工作，不要掉以轻心。

Part3 第2个月 好情绪成就快乐宝宝

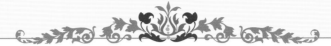

本周营养关照

ξ 早孕反应有个体差别

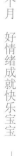

胚胎着床后，HCG开始分泌，这种激素主要是为保护胎宝宝而分泌的，不过却带来一些负面影响给准妈妈，那就是早孕反应。早孕反应对生活和工作的影响不大，不需特殊治疗，一般在妊娠12周前后会自然消失。

早孕反应的个体差异

早孕反应包括嗜睡、困倦、择食、头晕、恶心、呕吐等，不同的准妈妈早孕反应出现的时间、持续的时间、反应的程度都不同，有的早在5周的时候就会出现孕吐现象，约有50%的准妈妈在孕6周出现，一般要持续到12周左右才消失，多数持续1个半月左右。

但也有很多妈妈完全不遵循这样的规律，部分准妈妈早孕反应出现早，但持续时间很短，仅仅有两三天不适，而且不适程度也很轻微。有部分准妈妈早孕反应出现得很晚，就在准妈妈高兴地以为没有早孕反应了，反应却出现了，而且程度特别剧烈。还有一种是出现时间早、持续时间长而且反应程度也很剧烈，甚至有的整个孕期都有恶心的感觉，这种准妈妈是最辛苦的。

早孕反应不能作为健康与否的标准

早孕反应的程度跟准妈妈的体质等许多因素有关，存在个体差别是必然的。但并不能以早孕反应的程度来作为平价准妈妈或胎宝宝健康与否的标准。所以，早孕反应严重的准妈妈注意创造条件让自己更舒适，减轻不适；早孕反应不严重或是没有早孕反应的准妈妈也不必因为自己与别人不同而疑心自己或胎宝宝有什么毛病。

早孕反应过于强烈怎么办

有的准妈妈早孕反应非常强烈，这时候家人都应注意准妈妈的精神状态。丈夫的体贴，亲属、医护人员的关心能在很大程度上解除准妈妈的思想顾虑，增强战胜早孕反应的信心。重症患者需住院治疗。

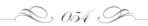

ξ 孕吐不止怎么办

许多准妈妈谈孕吐色变。其实，孕吐并没有想象中那么恐怖，而且也是可以缓解的。

孕吐是胎宝宝在进行自我保护

不少准妈妈对孕吐感到害怕、担忧，其实这并没有必要，孕吐是胎宝宝发出的信号，是胎宝宝的一种本能自卫反应。

通过孕吐，可以提醒准妈妈调整自己的饮食起居。一般来说，孕吐越厉害，流产的概率就会越小。

五谷杂粮都含有对人体有轻微损害的毒素，但不威胁健康，可是胎宝宝弱小的生命承受不了这些轻微的毒素。为保护胎宝宝，准妈妈会分泌大量激素以增强孕期嗅觉和呕吐中枢的敏感性，以最大限度地将毒素拒之门外，保护胎宝宝不受伤害。

孕吐期间怎样保证营养

1 坚持吃。孕吐在4~8周出现，8~10周最严重，11~12周渐渐停止，在这段时间食欲缺乏、吃下去又吐出来的现象可能无时无刻不存在，尽管如此还是要想办法吃东西。因为引起孕吐很重要的一个原因就是饥饿，饿的时候胃酸较多，而且血糖较低，就容易头晕目眩、恶心、呕吐，这就要求准妈妈必须吃些东西来抑制。

2 常备小食品，少食多餐。孕吐期间，一天可以吃5~6餐，睡前在床边放些零食如

饼干、馒头片、面包等，睡前、夜里醒来或早上醒来都吃点，冲淡胃酸，增加血糖，有效抑制早上的孕吐。在每两餐的中间，还要吃些零食，水果、饼干、牛奶、坚果、麦片等都可以。另外，准妈妈最好随身携带些零食，饿了就吃，这样可以有效减少孕吐。

3 干稀搭配。恶心的时候吃流质、半流质饮食会加重恶心，所以适合吃干的。但流质食物容易消化，也有助于补充水分，不能不吃，可以在胃口较好，没有恶心感觉的时候抓住机会吃一些。

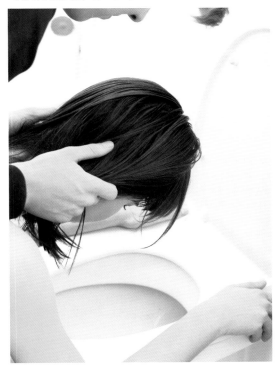

 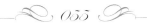

Part3 第2个月 好情绪成就快乐宝宝

本周日常护理

ε 分泌物增多，警惕阴道炎症

怀孕后，激素的变化使准妈妈的阴道分泌物增多了，潮湿的环境非常容易滋生细菌，如果不注意卫生，就会引起感染。

阴道炎的危害

准妈妈如果不小心患了阴道炎，一定要到医院治疗。因为阴道炎不仅会危害到准妈妈的健康，甚至还会危害到胎宝宝，一旦上行感染其他生殖器官，甚至可能会导致流产。准妈妈千万不要因为担心胎宝宝受影响就拒绝就医用药。

需要提醒的是，治疗时要告诉医生自己怀孕了。医生考虑到这一点，在孕早期一般不会建议用栓剂。

阴道炎的预防

1 保持阴部清洁、干燥。准备一个专用清洗阴部的小盆，睡前在小盆里倒满开水，凉温后，用专用的毛巾擦洗外阴。擦洗完后，将小盆擦干，毛巾洗净放在阳光下晾晒，然后收在干燥、通风的地方。切忌把毛巾、小盆长时间放在卫生间，卫生间环境潮湿，容易滋生细菌。

每天都要更换内裤，如果白带实在太多，每天更换都无法保证干燥，建议准妈妈用高档的卫生纸做成纸垫，垫在内裤上帮助吸湿。最好不要用护垫，护垫透气性差，更容易滋生细菌。

2 增强体质。身体虚弱时，细菌就会乘虚而入，提高免疫力是预防阴道炎的有效方法。因此，注意均衡饮食，加强锻炼，保持心情开朗也是非常重要的。

学会观察白带

孕期是阴道疾病的高发时期，阴道的疾病一般都能从白带反映出来，因此，准妈妈要注意观察白带。如果白带性状发生了较大改变，比如颜色变成了黄色或绿色，质地变得黏稠如奶酪或脓状或豆腐渣状，并且有难闻的气味，同时阴部有烧灼、疼痛、瘙痒等不适感觉，就可能是患了阴道疾病，需要及时就医治疗。

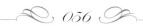

ξ 选择舒适的孕妇内裤

内裤贴身穿着，当然要舒适，孕期穿的内裤更是如此。准妈妈腹围和臀围增长很快，选择内裤应以舒适不束腹为基本原则，保持清洁干燥也很重要。提醒准妈妈的是，这个时期千万不要为了追求美观而选择款式奇特的内裤。

内裤的选择

1. 选择孕妇专用内裤。孕妇内裤最好根据怀孕时期腹围、臀围大小的改变来选购，能够调整腰围的纽扣式内裤为最优选择，可适用于怀孕全期。

2. 选择浅色内裤。内裤颜色越浅，对皮肤的刺激越小，而且方便准妈妈观察白带情况，一旦白带颜色异常，很容易就能发现。

3. 选择纯棉内裤。纯棉产品接触皮肤感觉舒适，而且比较透气，利于保持外阴干燥。

4. 从款式上来说，三角裤比较适合，四角裤不太透气，而丁字裤是十分不适合孕期穿的，孕期特别容易长痔疮，穿丁字裤会加重这种可能，而出于保护外阴部清洁的目的，丁字裤也不是个好选择。另外内裤不要太紧、边缘不能太硬，以免血流不通畅。

内裤的清洗

1. 勤换内裤，每天都更换，如果分泌物多，需要换得更勤。

2. 换下来的内裤要当天清洗。洗前先用开水浸泡30分钟后杀菌，洗完后放到阳光下晾晒，如果是在封闭的阳台晾晒，最好打开窗户，这样紫外线才能照射进来起到杀菌作用。

3. 清洗内裤的用品最好专用。首先洗盆要专用，千万不要把内裤跟其他衣服一起洗，更不能扔到洗衣机里洗，洗衣机是各种细菌集中的地方，内裤应该避免接触洗衣机。洗涤剂也应该是专用的，可以是中性肥皂或者内衣裤专用洗涤液，不要用洗衣粉，洗衣粉是碱性产品，容易破坏阴道内的酸性环境平衡。

此外，内裤的收纳也应注意，最好收纳在固定的、干净的、通风、干燥的地方，最好不要长时间放在卫生间里，因为卫生间潮气重、细菌多，容易污染内裤。

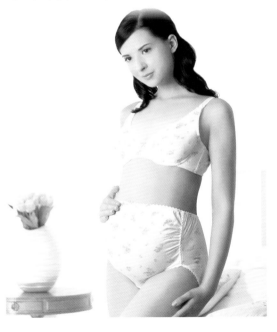

本周胎教课堂

听琵琶曲：《平湖秋月》，安神定气

白居易形容琵琶："大弦嘈嘈如急雨，小弦切切如私语。嘈嘈切切错杂弹，大珠小珠落玉盘。"这首经典的琵琶曲秉承了传统乐曲一贯的情景交融的写意手法，有安神定气的作用。

《平湖秋月》赏析

这首琵琶曲篇幅不长，旋律轻柔优美，自由伸展，一气呵成。它以清新明快、悠扬华美的旋律来描绘平湖秋月的胜景。在乐曲声中，你仿佛看到皎洁秋月映照下的西湖，一潭平静的湖水，映照着一轮皎洁的秋月，碧空万里，波光闪烁，青山、绿树、亭台、楼阁，在月光下仿佛披上了一层轻纱，好像是一个蓬莱仙境。乐曲起承转合、环环相扣，由静而动，又由动而静，借景抒情，寓情于景，情景交融。在听曲的过程中，仿佛将一幅画卷摊开在准妈妈和胎宝宝的面前，充分体现了中国传统的美学意境。

西湖胜景——平湖秋月

平湖秋月，是西湖十景之一，在西湖白堤的西边。秋天月夜下的西湖，恍若一幅素雅的水墨江南画卷。在其中眺望秋月，可以在恬静中感受西湖的浩渺，洗涤烦躁的心境。《平湖秋月》的乐曲相传就是吕文成在游览"平湖秋月"后所创作。此时的准妈妈无法远距离旅游，就在琵琶声中感受平湖秋月的胜景吧。

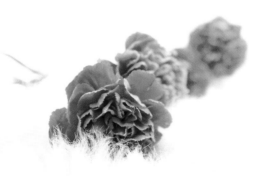

  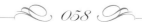

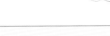
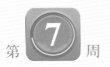

第7周 胎宝宝的发育

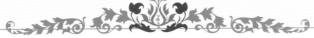

孕7周的胎宝宝，在身高上有了很大的进步，现在已经有大约12毫米长，几乎是孕6周时候的2倍，已经有了一个与身体不成比例的大头。大小相当于从一颗小苹果子长到了一颗大蚕豆，重量也有4克了。

身体机能发育情况

孕7周的胎宝宝还有一个非常大的成果，即心脏将完全建成，建成之后就不再害怕外界的干扰了，就是说心脏的致畸敏感期已经过去，比较安全了。此时虽然还听不到胎心音，但是胎宝宝的心脏已经划分成左心房和右心室，并开始有规律地跳动。

胎宝宝大脑在不断发展，而且保持高速，平均每分钟有10 000个神经细胞产生，迅速发育成前脑、后脑和中脑3个部分，大脑皮质也已经清晰可见。

其他的器官功能，先出现的成果是胃和食管，它们开始建造，舌头则很快就会建设完成，腭部也开始发育，乳牙牙胚在这个时候也开始出现了，而已经成形的器官在这个时候也会随着胚胎的长大不断生长、增大。

胎宝宝的外形变化

在本周，胎宝宝的面部器官逐渐变得明显起来。眼睛这个黑点非常明显，眼睑也出现了，不过还不能完全盖住眼睛；鼻孔大张着；耳朵部位开始隆起；胳膊和腿的形状也更加明显，已初具形状。身体则是头部向尾部弯曲，呈蜷曲状。

注意事项

需要特别强调一点，孕6~10周是腭部发育的关键期，如果此时准妈妈的情绪波动较大，经常抑郁或者烦躁，则有可能会影响到宝宝的腭部发育，形成腭裂或唇裂，所以准妈妈一定要有意识地控制和调整自己的情绪。另外，仍然要注意合理的营养摄入，多摄入优质蛋白质，给胎宝宝细胞分裂以充分的支持。

Part3 第二个月 好情绪成就快乐宝宝

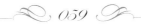

本周营养关照

ζ 准爸爸帮做两道贴心开胃菜

准妈妈也许已经觉得早孕反应越来越严重了，一整天都没有什么胃口，好不容易有胃口了，可是吃完不久就吐了。这时候，准爸爸的重要性就体现出来了，准妈妈不妨鼓动老公自己动手，为自己和胎宝宝做两道爱心开胃菜吧，相信他一定会很乐意的。

准爸爸做菜充满了爱的味道

很多准爸爸在妻子怀孕前很少做家务，更不用说下厨房了。可是现在准妈妈有了更重要的任务——怀有一个未来的家庭成员，而且妊娠反应多较严重，闻不了油腻味，甚至胃口不适，吃不下东西，这个时候正是老公好好表现的机会。下厨为妻子做两道简单的开胃菜，这并不会太难，却是老公责任心和爱心的体现，不仅是对准妈妈的支持与鼓励，也是一份对胎宝宝的爱意。

推荐给准爸爸的简易菜

1 凉拌黄瓜。将黄瓜洗净后，切成细条，用盐腌渍15分钟，去除多余水分。然后加入少许醋、白糖搅拌均匀，用保鲜膜封住碗口放入冰箱内，30分钟后即可吃，口感酸甜，非常适合准妈妈的口味，如果觉得冰，可以先拿出来放一会儿。

2 糖醋卷心菜。先将卷心菜择洗干净，切成小块备用，然后在炒锅放油烧热下花椒炸出香味，倒入卷心菜，煸炒至半熟，加酱油、白糖、醋、盐，急炒几下，盛入盘内即可。

准爸爸下厨注意事项

刚怀孕的准妈妈吃生黄瓜容易反胃，所以，将黄瓜进行一些简单的制作不仅能保全营养，而且能让准妈妈吃得更"放心"。

腌渍食品如酸豆角生津又开胃，不过准爸爸一定要监督准妈妈少吃这样的腌渍食品。如果准妈妈实在想吃，可以把豆角焯熟后放入白醋中浸泡半小时左右，也能达到酸豆角的口味，还能吃得更健康。

 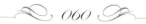

本周日常护理

ξ 怀孕后会不会变笨

怀孕后，很多准妈妈会觉得自己变笨，其实，怀孕是不会影响智力的，之所以准妈妈会觉得自己变笨，可能是注意力转移造成的错觉。

准妈妈注意力分散的两方面原因

1 因为体形变得越来越臃肿，身体负担越来越重，体力大不如前，注意力难以集中，所以有做起事来"笨手笨脚"的感觉。

2 怀孕后沉浸在喜悦中，精力都放在了对胎宝宝的关注中，因此对其他事情显得有点心不在焉，从而影响了对其他事情的记忆力，因而觉得自己变笨。

事实上，科学家研究发现，雌激素和孕激素的升高，会使大脑海马体的神经树突棘的密度增加，这会增大神经突触的表面积，由此可能会提高学习和记忆能力，这就是说怀孕实际上可能让准妈妈的智商变得更高。

另外，也有研究报告显示，怀孕后某些方面的能力反倒会增强，但因为人体的张力有限，若是某些部分增强了，可能就会有另一部分被削弱。一般来说，记忆一些数字和较单调、无趣的事情都是在此阶段容易被削弱的能力，而被增强的能力多半是勇气和危机处理能力。

怀孕后有了为人母的感觉，这种原始的母性呼唤，会使准妈妈将许多能量放在保护胎宝宝身上，因此，若是遇到突发状况，她们反而能较快速地反应以保护胎宝宝，这就是变聪明的地方。

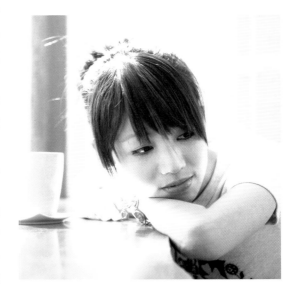

ξ 孕期要预防感冒发热

怀孕后，准妈妈一般都比平时爱出汗，而且身体免疫力较低，所以特别容易感冒、发热，由于准妈妈不能轻易用药，尤其是孕期前三个月内是胎宝宝的神经敏感期，绝大多数药物不能服用。感冒了会非常痛苦，所以平时要做好预防，一旦患病，则要认真对待。

如何预防感冒

1 保持身体干燥，尤其是后背干燥，一旦出汗，尽快用毛巾擦干，避免着凉感冒。

2 注意防寒保暖。白天注意适时增减衣物。睡觉时可以盖稍薄点的被子，以不冷为度，这样可以降低因踢被子而引发感冒的可能性。晚上去卫生间时，要记得穿上外套，这样也能减少感冒发生的概率。

3 注意室内卫生，注意通风，并在室内悬挂湿毛巾或放置加湿器，保证空气湿度，给呼吸道舒适的环境，这样可以有效减少感冒发生。另外，要勤换床上用品，最好一周一次，避免细菌积聚。

4 加强自我保护意识，人流密集的地方不去，做孕检的时候戴口罩，如果家人感冒，要隔离。另外，外出回家后、打喷嚏、咳嗽或擤鼻涕后要立即用肥皂洗手，用流动水冲干净。

5 注意补充维生素C，不要吃过多辛辣油腻的食物，这些食物会导致上火而引起热感冒。

感冒后的治疗

感冒后，准妈妈应尽快控制感染，排出病毒。轻度感冒的准妈妈，可多喝开水，注意休息、保暖，加强营养，促使感冒尽快痊愈。此外，要特别注意的是不能持续高热，高热可引发宫缩，导致流产；即使没有流产，体温超过39℃持续较长时间，也可能导致畸形。

重感冒起病较急，容易出现体温升高过快的情况，应迅速采用物理方法降温，效果不佳时还要用药控制。不过，用药一定要征得医生的同意，不能自行决定。

要提醒一点的是，孕期感冒发热虽然不能随便吃药，但任其发展对宝宝产生的危害可能更大，所以不要拖延或硬抗，一定要积极治疗。

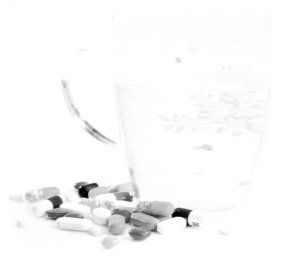

本周胎教课堂

§ 《母亲的诗》

　　胎宝宝正在以你看不见的速度不停生长，朗诵加布里埃拉·密斯特拉尔的《母亲的诗》中的诗句，描绘一个可爱的小天使吧。

　　我久久地凝视玫瑰的花瓣，欢愉地抚摸它们：我希望他的小脸蛋像花瓣一般娇艳。我在盘缠交错的黑莓丛中玩耍，因为我希望他的头发也长得这么乌黑卷曲。不过，假如他的皮肤像陶工喜欢的黏土那般黑红，假如他的头发像我的生活那般平直，我也不在乎。

　　我远眺山谷，雾气笼罩那里的时候，我把雾想象成女孩的侧影，一个十分可爱的女孩，因为也可能是女孩。

　　但是最要紧的是，我希望他看人的眼神跟那个人一样甜美，声音跟那个人对我说话一样微微颤抖，因为我希望在他身上寄托我对那个吻我的人的爱情。

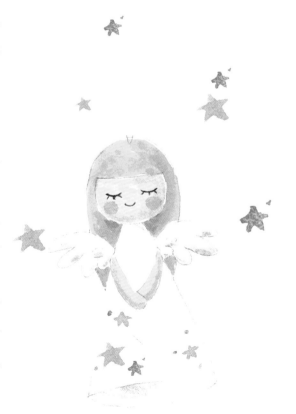

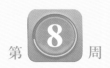

胎宝宝的发育

到了孕8周，胎宝宝的身长可以达到20毫米，又长大了不少，已经像一颗葡萄大小了，而且现在的生长速度仍然很快，平均每天都会长长1毫米。

身体机能发育情况

在孕8周，胎宝宝的大脑已经发育得非常复杂，而且可以辨认出脑干了。脑干的发育是一个重大成果，这是脑部一个非常重要的部位，人体所有的大血管和神经都必须通过它才能与躯体连接起来，只有通过它，身体和大脑才能形成一个有机整体，这步发育非常有意义。大脑中的神经元也开始扩展并相互连接，构成最初的神经网络。

其他的各种复杂器官也都开始发育，基本成形的还很少，骨髓也还没有最后成形，现在还不能造血，目前的造血功能是由肝脏完成的，骨髓直到完全成形后，才会把造血的功能接替过去。

胎宝宝的外形变化

本周，胎宝宝的牙开始发育，外耳还在继续成形，内耳也开始发育，眼睑出现褶痕，脸部轮廓更加明显。胳膊在肘部出现弯曲，肩膀、髋和膝关节也能够清楚地看出来，手指间、脚趾间蹼状物仍然存在，但是已经变小，手指、脚趾的形状开始变得明显、清晰起来。另外，现在的胎宝宝皮肤特别薄，透过皮肤血管清晰可见。

此时的胎宝宝会经常移动和变换位置，能够像豆子一样上下跳动，手和脚则可以在羊水中轻柔地划动，像游泳一样，不过由于动作轻微，此时准妈妈仍然还感觉不到，不过没关系，闭上眼睛想想一颗小豆子在自己的身体内游泳的画面，也足够让人激动的。

孕8~20周是胎宝宝发育非常迅速的一段时间，要保证足够的营养，孕吐期间可少吃多餐来保证营养摄入。另外，因为胎宝宝内耳开始发育了，所以要特别注意远离噪声环境。

本周营养关照

ξ 准妈妈偏食，宝宝也会偏食

根据调查，出生后的宝宝偏食在很大程度上是在胎儿时期受到妈妈的影响。偏食既不利于他（她）的身体发育，而且纠正起来也比较困难。因此，准妈妈最好不要偏食，要为胎宝宝树立一个好榜样。

准妈妈偏食影响胎宝宝智力

准妈妈偏食，就会导致某些营养元素的缺乏，从而不同程度地影响宝宝的智力。如，准妈妈缺乏甲状腺激素，就会造成胎宝宝大脑皮质中主管语言、听觉和智力部分的分化、发育不完全，宝宝出生后可能表现为不同程度的聋哑、痴呆、身材矮小、智力低下等畸形；缺铜则会导致胎宝宝的大脑萎缩，大脑皮质层变薄，心血管异常等；缺乏锌会造成核酸及蛋白质合成的障碍，影响胚胎的生长发育，引起胎宝宝畸形，如无脑儿、脊柱裂、尿道下裂、先天性心脏病、软骨发育不良性侏儒等；缺铁，既容易引起贫血，又会导致胎宝宝发育迟缓、体重不足、智力下降等危害。

准妈妈的偏食习惯会传递给胎宝宝

准妈妈在孕期和哺乳期对不同食物的喜好度，会影响宝宝出生后对不同食物的接受程度。也就是说，如果准妈妈偏好某种食物，宝宝出生后往往也会偏好该种食物；反之，如果准妈妈有偏食的不良习惯，那么这种习惯将会潜移默化地传染给胎宝宝，导致他出生后也极容易出现偏食的情况。

均衡摄入各类食物

不同的营养素往往存在于不同种类的食物中，如肉类食物多含蛋白质、脂肪、铜、铁、锌等营养物质，而蔬菜水果主要含糖、维生素、膳食纤维，不吃哪一类食物，都会造成相应营养素的缺乏。准妈妈不妨将孕期所需营养素打印出来贴在墙上，每天检查，以免遗漏。

准妈妈一定要改正偏食的习惯。对于自己和胎宝宝有益的食物，只要吃了不会引起呕吐，就要逼迫自己吃一点。不过短短十个月小小的牺牲，能换取宝宝良好的体魄，这绝对是值得的。

Part3 第八个月 好情绪成就快乐宝宝

￡ 怎样补充乳制品

乳制品是蛋白质、维生素（主要是B族维生素）、矿物质和钙的良好来源，孕期最好每天有300~500克的摄入量。乳制品品种很多，如鲜奶、酸奶、孕妇奶粉，也包括奶酪这种固体的乳制品。准妈妈可以根据自己的喜好选择。

可以选择孕妇奶粉

孕妇奶粉是低乳糖孕妇配方奶粉，富含叶酸、亚麻酸、亚油酸、铁质、锌质、钙质和维生素B_{12}等营养素，只要喜欢，孕妇奶粉在整个孕期都可以喝。选购孕妇奶粉的时候，重点在配方上，营养素全面、搭配合理的更好，如果要选择强化奶粉，最好先测定自己是否缺乏其中强化了的营养素，通常选正常配方的奶粉即可。不过孕妇奶粉不是非喝不可，不喜欢喝奶粉，就喝纯牛奶、酸奶也行。

纯牛奶的选择

纯牛奶是最好的选择，订购的鲜牛奶、超市出售的纯牛奶都不错，富含脂肪、蛋白质、碳水化合物、维生素、矿物质等，而且价格适中，每天喝250毫升即可。在这里要说的是，如果不是体重增长过快或医生特别要求，不要选择低脂或脱脂产品，低脂和脱脂牛奶，在脱去脂肪的同时，维生素A 和维生素D也被脱去了，营养被弱化了。其实，纯牛奶的脂肪含量并不高，1天不超过500毫升是不会体重超标的。

不喜欢纯牛奶可以用酸奶代替

有的准妈妈不喜欢牛奶的味道或者乳糖不耐受，可以选择饮用酸奶。酸奶经过发酵处理，原来的营养不但没有流失，而且更容易吸收了。选择酸奶的时候要注意的是区分酸奶饮品和酸奶，准妈妈应该喝的是蛋白质含量为每百克2.3克以上的酸奶。

酸奶在饭后1~2小时喝效果最好，喝的时候千万不要加热，以免破坏营养。

这些乳制品任选一种即可，也可以错开食用，要避免重复，以免营养过量。

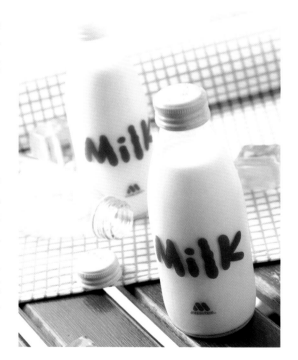

本周日常护理

ξ 孕早期情绪多变怎么办

胎宝宝为了保护自己，让自己有更安全的成长空间，刺激母体高水平地分泌激素，这些激素高速变化刺激了准妈妈的情绪。在这段时间，准妈妈的情绪可能会多变，忽喜忽悲，时而暴躁，时而沮丧，时而亢奋。

孕期有情绪上的变化是很正常的，关键在于你要主动去认识情绪变化，意识到这是激素在起作用，这样就可以平静地面对这种变化，只有深刻认识，才能更好地调整。

平和、平静的情绪对怀孕是最好的。如果碰上了情绪低落，准妈妈不必紧张，不要认为自己出了什么问题，只要学会自我调理，心情就会好起来。

1 做些让自己高兴的事。看些搞笑片或令人发笑的文章，写写日记，舒舒服服地打个盹，出去散个步，找人倾诉一下，准备些宝宝用的东西，学习一项新本领……只要能让自己高兴，就马上去做吧！

2 听音乐。音乐在安慰人的心灵方面具有其他艺术形式难以比拟的作用，根据心情，选择平静、松弛、安静类的音乐或者选择轻松欢快的音乐，使自己获得轻松愉快的体验和美的感受。

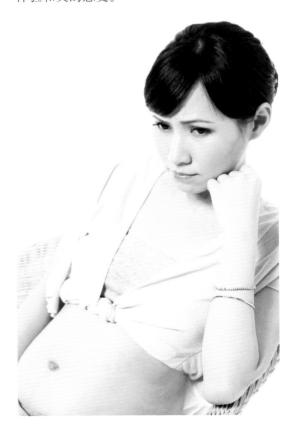

 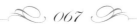

本周胎教课堂

ξ 听名曲：《春之声》，感受春的生机

春天寓意着生命的开始。在孕育生命之始，听听这首生机盎然的《春之声》吧。它用美妙的音符描绘出一幅色彩浓重的油画，永远保留住了大自然的春色。

《春之声》怎么听

《春之声》并不是典型的维也纳圆舞曲体裁，它节奏自由，充满变化，旋律生动而连贯。曲中生动地描绘了大地回春、冰雪消融、一派生机的景象，随着曲调，一幅春天的图画将在你的脑海里显现。《春之声》开始于4小节充沛的引子，贯穿全曲的第一主题（降B大调）随之出现，复杂而具有装饰音色彩的旋律给人一种春意盎然的感觉；接着旋律开始平和，给人一种春水荡漾般的舒畅感；而之后运用大音程的跳动，显示出无穷无尽的活力；突然的低沉音调，仿佛是在描写春日里偶尔飘来的阴云；当然，最后旋律又恢复明快，再次呈现春天那生机盎然的感觉，干净利落地结束全曲。

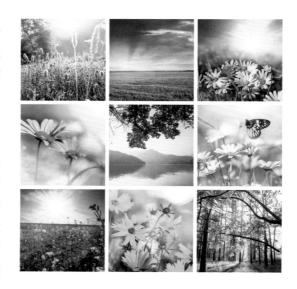

小贴士

据科学研究发现，通常胎宝宝喜欢听能与子宫胎音合拍的音乐，像巴赫、莫扎特的乐曲，它们的节奏与大脑中的阿尔法波和心跳波形相似，很容易被准妈妈和胎宝宝接受。

Part 4

第 3 个月

（9～12周）

初听奇妙的胎心音

Chu Ting Qi Miao De Tai Xin Yin

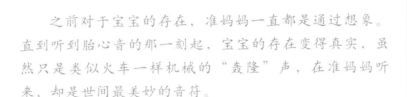

　　之前对于宝宝的存在，准妈妈一直都是通过想象。直到听到胎心音的那一刻起，宝宝的存在变得真实，虽然只是类似火车一样机械的"轰隆"声，在准妈妈听来，却是世间最美妙的音符。

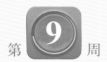

胎宝宝的发育

Part4 第3个月 初听奇妙的胎心音

根据医学上的定义，9周前的胎宝宝只能叫胚胎，到孕9周后才能称为胎儿了，因为现在的胎宝宝开始像一个小人儿了。

身体机能发育情况

胎宝宝的膈肌在本周也会发育出来，将原本相通的胸腔和腹腔分离开来，而腹腔的容积会逐渐加大，把之前一直待在腹腔外的肠道收纳了进去。

胎盘也已经具体成形，胎宝宝能在羊水里面动来动去，像小鱼一样。

胎宝宝的外形变化

进入孕9周，胎宝宝的五官更加明显，鼻子在慢慢长出，耳朵隆起得更加明显，眼睑长得覆盖住了眼睛。不过因为此时眼睑肌肉和神经功能还没有发育完成，所以胎宝宝现在还不能控制眼睛的开合，因而不会睁眼，只是整天闭着眼睛。胎宝宝学会睁眼还需要一段时间，大约到28周才行。

9周的胎宝宝有22~30毫米长，能够在子宫里移动身体，还能变化姿势。从形状上看，胚胎期的小尾巴不见了；胳膊变长了，能够在心脏部位相交，手部从手腕开始变得稍微有些弯曲，手指越来越长，指尖稍肿，手掌上的鱼际区域正在形成；腿已经长到一定长度，双足向身体中线靠拢，并在身体前面相交，双脚开始摆脱蹼状的外表，脚趾越来越清晰。初步呈现出小小的人形特征。

另外，现在的皮肤不再那么透明了，而是变成了半透明，但透过皮肤仍能清楚地看到正在形成的肝、肋骨和皮下血管，心脏、肝脏、胃肠更加发达。

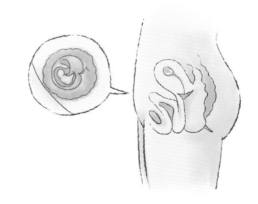

本周营养关照

ξ 把握胎宝宝脑发育的3个黄金期

胎儿期是大脑发育最快的时期，胎儿期的大脑发育情况会很大程度上决定宝宝的智力水平，因此，准妈妈千万不要错过了这个时机。

胎宝宝大脑发育的3个重要阶段

在胎儿期，大脑的发育会经历3个关键期，第一个关键期是孕8~12周时，脑细胞发育进入第一个高峰时期；第二个关键期是在孕20周左右的时候，脑细胞仍处于高峰时期，并偶尔出现记忆痕迹；第三个关键期是怀孕30周到出生前后的时候，大脑皮质出现沟回，大脑皮质的层次结构也基本定型，脑细胞140亿个，具备了一生的脑细胞数量。

如何把握3个重要阶段

第一个关键期是胎宝宝脑细胞的形成期。神经管在这个时候发育、闭合，这个时间段如果发育不好，出现神经管发育畸形，宝宝将来会形成脑瘫等严重脑病。促进神经管发育、闭合的有效营养素是叶酸，准妈妈

按时服用叶酸很有好处。此外，戒烟戒酒、不服药也是很重要的。

第二个关键期是胎宝宝大脑细胞增殖的高峰期。在这个时候脑细胞会发育得越来越复杂，胎宝宝的听觉、视觉等神经系统都在这个时候迅速发展。这个时期也是胎动明显的时候，当出现胎动时，可以用不同的互动方式给胎宝宝以刺激，比如听音乐、对话、抚摩等，可以帮助胎宝宝形成良好的神经回路，协助脑细胞逐渐朝良性发展。

第三个关键期是脑成长的活泼期。神经元的成长、发育比较活跃。对这些神经元的刺激与发展，是奠定胎宝宝日后多种能力发展的重要基础。在这个时候准妈妈除了多跟宝宝交流，还应该多活动，如果活动太少，胎宝宝会因为缺乏前庭刺激而在出生后出现过动的毛病。适合此时的活动是散步，羊水的摇晃、摆动会给胎宝宝前庭合适的刺激。

 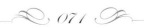

本周日常护理

ξ 小窍门缓解抑郁情绪

孕期抑郁坏处很多，不仅会影响准妈妈和胎宝宝的身体健康，对于胎宝宝将来的性格形成，也会有负面影响。所以，准妈妈一定要学会缓解抑郁。

孕期抑郁的危害

准妈妈的精神和情绪，可以直接影响胎宝宝的血液供养、呼吸、胎动等方面的变化。宁静祥和的情绪有助于准妈妈分泌健康激素和酶，起到调节血液量和兴奋神经细胞的作用，可以改善胎盘的供血状况，增强血液中有益成分，使胎宝宝向着理想的方向发育成长。相反，如果准妈妈情绪过度紧张、悲痛、忧虑，大脑皮质的高级神经活动和内分泌代谢功能就会发生改变，造成胎儿发育缺陷。

缓解抑郁的小窍门

1 转移注意力。忙碌的生活可以让自己充实起来，比如看看孕产书、培养某种爱好等。另外可以给宝宝准备些将来的用品，还有自己孕后期需要的东西，这样会很有成就感，也能帮助自己更快进入母亲的角色，能让自己从不良的情绪走出来。

2 寻求支持。当情绪不好时，可以向身边的亲人朋友寻求帮助，比如每天跟准爸爸保持亲昵的交流，这样会使自己感到不那么孤独无助；常和乐观向上的人交往，因为积极的情绪和心态是能够感染的；向有孕育经验的同事或朋友请教经验，交流怀孕心得，这样会使准妈妈能够逐渐接受并享受角色的转变。

3 自我调节。情绪不好时，抽出30分钟，到附近草木茂盛的宁静小路上散散步、做做体操，心情会变得非常舒畅。

4 改变形象，犒劳自己。经常改变一下自己的形象，如变一下发型，换一件衣服等。怀孕的感觉虽然甜蜜温馨，但偶尔也会感觉辛苦，这时候犒劳一下自己能使心情变得愉悦。

5 深呼吸。当准妈妈感到焦躁不安时，可以先将烦恼抛在一边，试试深呼吸，让全身放松，双目微闭，用鼻子慢慢地吸气，以5秒钟为标准；然后用10秒钟将气通过鼻子或嘴慢慢地呼出来。反复呼吸3分钟。

 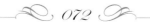

ξ 孕期生活对宝宝身心的影响

同样怀胎十月，有的宝宝出生后健康活泼，有的宝宝却总是容易生病，性格也不够开朗，这其中固然有遗传因素的影响，但孕期中准妈妈的生活、情绪、环境等对胎宝宝将来的性格和习性也有着不容忽视的影响。

规律的生活习惯让宝宝更健康

研究发现，孕期生活规律、早睡早起的准妈妈生出的宝宝一般都比生活不规律、爱熬夜的准妈妈生出的宝宝更活泼、健康。因为生活规律的准妈妈比其他准妈妈更能获得充分的、良好的休息，使身体保持充分的活力。身体活力正常，对营养摄入、情绪稳定等能更有效；营养摄入、情绪稳定则会影响到准妈妈的激素和血液情况，而这正是胎宝宝感受妈妈、跟外界沟通的主要手段。所以好的生活习惯能给胎宝宝提供一个更好的生长环境，为他将来形成好的生活习惯打好基础。

稳定的情绪会传递给胎宝宝

事实表明，在孕期情绪稳定、乐观的准妈妈生出的宝宝更好带，不是那么敏感，很容易安抚。宝宝好安抚，妈妈就不会累，从而更有耐心、更有热情对待宝宝，能让宝宝体会到更深的母爱。得到母爱越多的宝宝，将来的个性就会越好，这就形成了一个良性的循环。

因此，要想让将来的宝宝健康、活泼，并且有个好个性和好习惯，准妈妈应先从自己的孕期着手，尽量调整自己的孕期生活，修身养性，让自己做个快快乐乐的准妈妈。

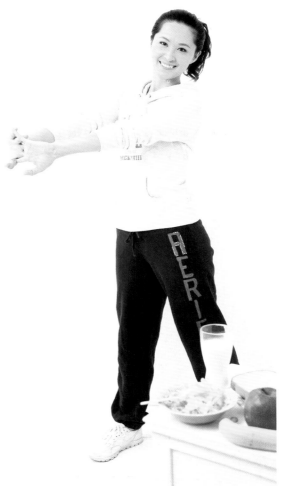

本周胎教课堂

ξ 每天给自己一些微笑

准妈妈的情绪变化会通过内分泌的变化传递给胎宝宝。腹中的胎宝宝虽然看不见母亲的表情，却能感受到母亲的喜怒哀乐。

笑可以使动脉弛缓，加快血液循环，起到与胸部、肠胃、肩膀周围的上体肌肉运动一样的效果。研究证明，笑有强心健脑、促进呼吸、有助美容、改善消化、缓解疼痛、降压健身和防治疾病等多种保健功能。

所以，准妈妈每天都应该多一些微笑。

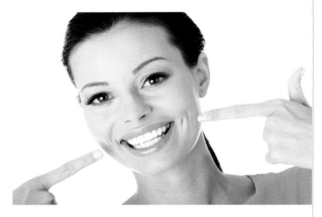

怎样让微笑发自内心

微笑不仅仅是给别人看的，也可以给自己看。每天清晨，准妈妈可以对着镜子，先给自己一个微笑。在一瞬间，一脸惺忪转为光华润泽，沉睡的细胞苏醒了，让人充满朝气与活力。

哪怕生气的时候，准妈妈也可以照一照镜子。这时准妈妈会发现镜子中的自己并不好看，脸上的肉扭曲而痉挛，眉头紧皱，脸色阴暗，简直就像一个陌生的面具。准妈甚至会质疑：这是我吗？我怎么是这个样子？

一点也不错，"生气"就是会使一个人变得畸形，变得让周围的人觉得陌生。那么，当人们正视丑陋的自己时，就会产生一种愿望，这就是改过的愿望。人们不希望自己继续丑陋下去，于是就会采取实际行动，好让镜子里的自己变得好看一些。当然，变得好看的办法也很简单，只要调整呼吸，平和心情，给自己一个微笑即可。

 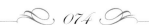

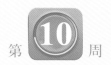

胎宝宝的发育

第**10**周

到了孕10周，胎宝宝的发育有了很明显的变化，无论是从身长、体重还是体内各个器官都有了很大改变，准妈妈会很兴奋地期待此时期的胎宝宝的发育哦。

身体机能发育情况

胎宝宝的齿根、声带、上牙床和腭开始形成，并且出现了20个味蕾，颈部的肌肉逐渐发达起来，这可以帮助他支撑起头部，这使得宝宝的身体更加伸展。

在本周末，胎宝宝90%的器官都已经建立，有很多已经开始工作。比如肾脏和输尿管开始发育，并且有一点点的排尿功能，胃也能产生一些消化液，肺叶长出许多细支气管。身体器官建立并开始工作以后，胎宝宝就不像之前几周那么脆弱了，最关键的致畸敏感期已经过去，变得相对安全。不过准妈妈仍然要注意，如果此时出现营养不良和随意服药的情况，胎宝宝的健康还是有可能受到影响。

胎宝宝的外形变化

因为颈部发育起来，头和身体有了明显的分界，头占了身体的2/3，显得异常的头大身子小，像一个大头娃娃。

该时段，胎宝宝的身体和四肢有了进一步的发育、分化，四肢越来越清晰，而且关节已经形成，手臂在肘部变得更弯曲，手指长出了指甲，脚趾也长出了趾甲。现在胎宝宝的身长能达到30~42毫米了，重量则达到了10克左右。

胎宝宝面部的样子现在可以说已经很清晰了，眼睛、鼻子、嘴巴都在相应的位置上，只是双眼距离显得有些远，日后的发育过程中还会逐渐靠近。另外，耳朵原本是长在颈部的，随着颈部开始发育，耳朵开始向头部的位置移动，现在还在头部靠下一点的位置，还需要一段时间才能到达头部的两侧。

本周营养关照

ξ 合理搭配一日三餐

一日三餐是准妈妈每天必须重视的事情，合理的营养、科学的搭配，才能有效保证自己和胎宝宝的健康。

营养务求均衡

所谓"均衡饮食"，也就是均衡摄取六大类食物，包括五谷根茎类、乳类、鱼肉豆蛋类、蔬菜类、水果类、油脂类，各大类食物分别为人体提供不同的营养素，不应偏废或独钟哪一类食物。

少量多餐慎选点心

考虑到孕期反应，以及孕期胃容量减少，容易反流、胃灼热等，少量多餐是孕期最合适的方法。少食，就是一日三餐都比孕前的量少一点，多餐，就是在三次主餐之外，最好应有2~3次加餐，可安排在早午餐之间、午晚餐之间和睡前。

主食一天的量大概在250克左右，吃的品种越多越好，蛋白质类鱼虾是首选，粗粮和细粮需搭配，多吃绿叶蔬菜，少吃油炸食品。

加餐可以与正餐区别开，比如早午餐之间的自制果汁与饼干、午晚餐之间的酸奶与水果、晚餐后的水果与坚果等，都是很好的加餐。

加餐的点心一定要做到有所选择，营养高、热量低的食物是最佳，比如水果、麦片、低脂牛奶等。尽量避开高热量、高油脂、高糖的食物，如蛋糕、调味饮料等，否则不但摄取不到有效营养，还容易发胖。

小贴士

不要用水果、蔬菜代替主食，虽然它们同样可以令人有饱腹感，但提供的热量却相对较少，长期如此，会造成热量摄入不足。

本周日常护理

向大家公布喜讯吧

怀孕了，对于一个家庭来说，是莫大的喜事，尤其对于准妈妈来说，更是高兴得合不拢嘴，于是有的准妈妈会迫不及待地想要让周围人都知道，让大家都来分享自己的喜悦，也有的准妈妈却羞于启齿，不想说出来，只在心里偷着乐。但是，公布喜讯对准妈妈的工作还是会有一些实际影响的，所以公布时机一定要讲究些。一般确定怀孕后就告诉准妈妈的至亲是没有问题的，但对单位领导、同事还是要慎重一点好。

选择合适的时机

1 不要公布得太早。怀孕的前3个月，胎宝宝还不是很稳定，万一意外流产了，对准妈妈的工作和身心还是有一定的影响的。过早说出，一旦单位已经对准妈妈的工作做出了新的安排，再想回到原来的工作岗位就不是很容易了。

2 不要孕像明显才说。即使不想说，到了该说的时候还是要及时说，如果等到上司看出来了，才不得已说，上司会认为准妈妈对工作不负责任，耽误了对工作的整体安排。

3 胎宝宝稳定了再说。一般到了怀孕4个月的时候，胎宝宝稳定了，身材也逐渐显形了，公布自己怀孕的时机就到了。

注意公布喜讯的技巧

第一步，主动跟上司说。不要让同事传递消息，然后让上司找准妈妈来确认，这会给上司造成准妈妈很不专业的印象。直接跟上司说，上司会感受到对他和工作的尊重，进而给一些照顾，一般不会再安排出差或加班。

第二步，恰当地跟同事说。不要等到同事察觉上司对准妈妈的照顾和特别安排才说，那样容易让同事误会准妈妈走高层路线，从而孤立准妈妈自己。

当然，以上的情况限于工作环境比较平和，对怀孕没有明显危害的时候。如果工作的环境对怀孕有妨害，还是要尽早说，能在怀孕前就调离是最好的。

Part4 第3个月 初听奇妙的胎心音

ξ 准妈妈需要了解的妊娠数据

准妈妈在孕期中会接触到许多与妊娠相关的专业数据，这些数据从各个方面反映着准妈妈的健康状况和胎宝宝的发育情况。所以准妈妈需要先了解一下，做到心中有数，一旦有些数据严重不符，就能及时发现异常，做到防患于未然。

妊娠时间：整个妊娠时间40周，共280天，每4周算1个月，共10个月，也就是常说的"十月怀胎"；如果孕3月以前发生流产叫早期流产，在孕28周以前发生流产叫晚期流产，这段时间的胎宝宝都是未成熟儿，无法存活；满28周，不足36周出生叫早产，经过医院的专业护理，可以存活；满36周为足月儿，随时可能出生；满42周不生为过期妊娠，需要借助人工终止妊娠。

常规产检时间：孕早期检查1次，在孕12周检查为好；孕中期每月检查1次；孕8、孕9月每2周检查1次；最后一个月每1周检查1次。

专项检查时间：唐氏儿筛查在16~18周时进行，如果检查结果出现高风险，则需要在20周前做羊膜穿刺检查，21~24周做妊娠糖尿病的筛查。

胎动数据：胎动最早在孕16周出现，最晚孕20周也会出现。胎动最频繁的时期是孕28~34周，此时每12小时胎动30~40次为正常，最少不低于20次，此后胎动频率会降低，但仍规律出现。胎动次数突然增加或减少都可能是异常表现，要咨询医生诊断。

胎心音：孕12周后用胎心仪可以听到，孕18~20周时用普通听诊器就可以听到，胎心音正常频率为120~160次/分钟。胎心音是胎宝宝存活的证据。

体重增长：体重在整个孕期共增长12~13千克为最佳。孕早期不超过1.5千克，孕3~6个月以及孕7~9个月各增加5千克。如果整个孕期体重增加超过20千克或准妈妈体重超过80千克，都属于过于肥胖。

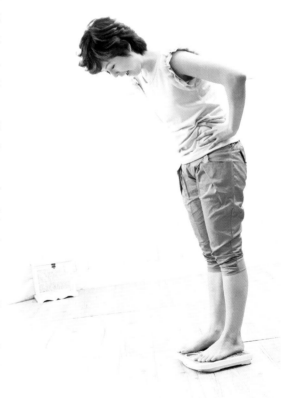

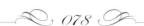

本周胎教课堂

ξ 童言稚语可以让情绪变好

做梦了

宝宝跑过来兴奋地说："妈妈，我昨天晚上做了一个梦。"

妈妈好奇地问："做了什么梦啊？宝宝跟妈妈说说。"

宝宝一脸天真："我想不起来了，就不要问了吧。"

妈妈："……"

我从哪里来的

宝宝问妈妈："妈妈，我到底是从哪里来的？"

妈妈觉得应该趁此机会教育小孩，就一本正经地以一个小朋友为例子，详细地以宝宝听得懂的语言介绍了生殖的全部过程。

宝宝听完后，一头雾水地说："怎么会这样？我同桌说他是从湖南来的！"

爸爸为什么来我家

爸爸忆苦思甜，给宝宝讲小时候挨饿的事。听完后宝宝两眼含泪，十分同情地说："哦，爸爸，你是因为没饭吃才来我们家的吗？"

年纪大了

宝宝玩耍时发现地上有一根很细很短的头发，疑惑地问："妈妈，你的头发掉吗？"

妈妈说："当然掉了。"

"为什么？"

妈妈随口说："因为我年纪大了。"

宝宝拿着他捡的头发也学着妈妈的口气说："妈妈，你看这根头发这么细这么短，肯定是我掉的，我的年纪也大了。"

猜谜

妈妈问宝宝："有一种动物，它长着两只脚，每天早晨太阳公公出来后，它就会叫你起床，一直叫到你起床为止。这是什么动物呢？"

宝宝想都没想答道："是妈妈。"

胎宝宝的发育

在孕11周时，准妈妈会感觉到腹部有很大的变化，因为这个时候，胎宝宝的发育速度是非常快的，不但表现在肢体上，能力上也是有所见长的。

身体机能发育情况

胎宝宝在这个时候已经可以自己把手放到嘴里吮吸，会吞咽羊水、打哈欠了，而且还会经常活动手脚，舒松一下自己的筋骨，两脚还会交替向前做走的动作，这是行走的雏形"原始行走"哦。

能力见长的另一个表现是此时期的胎宝宝吞咽羊水已经是一个系统练习了，羊水被吞下肚子后，经过消化道、肾脏等形成干净的尿液，经过排泄器官排入羊水中，同时锻炼了消化、吸收、排泄等一系列的器官功能，这是在为胎宝宝出生后的生活做准备呢。

胎宝宝的外形变化

此时的胎宝宝虽然还很小，但已经确确实实是一个漂亮的小宝贝了，身体的细微之处都已经接近完美，比如手指甲和脚趾甲已

经变得更加清晰等。在闭着的双眼里，眼睛的虹膜开始发育。

胎宝宝的肢体在不断加长，身长可以达到45~63毫米，体重则可以达到8~14克。因为肢体变长了，头部就不再显得那么大了，只占到整个身体的1/2，身体和头部比例显得协调了很多，漂亮的小宝贝就这样地来了。

给准妈妈的提示

胎宝宝发育长大了，需要较大的空间，所以此时子宫在不断扩张，在该时期准妈妈的子宫会上升到骨盆以上，用手在腹部就可以摸到了。子宫的变化也是胎宝宝在成长的证据，需要多关注子宫的位置和大小哦。

从胎宝宝的发育状况可以看出，从11周开始，准妈妈要注意多吃含钙的食物、多晒太阳，不要缺钙，因为胎宝宝的四肢骨骼从此时会不断发育长长，对钙的需求有所增加。

本周营养关照

保证早餐的质量

早餐是每天的第一餐，这一餐对准妈妈和胎宝宝来说也尤其重要，首先孕期一定要吃早餐，还要保证早餐的质量，做到营养全面；另外还要注意早餐对胃的温暖和保护作用。

每天都应按时吃早餐

早晨是我们人体新陈代谢最旺盛的时候，也是获取营养素最丰富的时候，不管每天吃什么，最好的时机，就在早晨。据营养学专家统计，早晨的第一餐占人体营养素摄取的50%，如果早餐吃不好或不吃，那么每天的营养摄入就大打折扣了。所以准妈妈一定要准时吃早餐。

如何搭配早餐

准妈妈的早餐应该简单而又丰富，比如一个鸡蛋、一杯牛奶加麦片，再加点新鲜水果，以保证维生素和其他营养的需要。

肠胃不太好的准妈妈，应多吃点热稀饭、热燕麦片、热奶、热豆花、热面汤等热食，起到温胃、养胃的作用，尤其是寒冷的冬季，这一点特别重要。

适宜早餐吃的食物推荐

以下几种食物适宜早餐食用，准妈妈可以变换着选择。

食物名称	食用建议
全麦制品，包括麦片粥、全麦饼干、全麦面包等	准妈妈最好选择无糖无添加剂的麦片，按照自己的喜好加一些花生米、葡萄干或是蜂蜜等；全麦面包可以保证每天20~35克纤维的摄入量，同时，全麦面包还可以提供丰富的铁和锌
奶、豆制品	在孕中期以后，准妈妈每天都需要大约1000毫克的钙，牛奶、酸奶、豆制品都富含钙质与蛋白质，酸奶还有利于胃肠道健康
水果	可以选择的水果种类很多，苹果、橘子、桃、梨等都很好
瘦肉	瘦肉富含铁，并且易于被人体吸收，怀孕时血液总量会增加，以保证能够通过血液供给胎儿足够的营养，因此准妈妈对铁的需要成倍地增加
蔬菜	颜色深的蔬菜往往维生素含量越高，甘蓝是很好的钙来源；花菜富含钙和叶酸，有大量的纤维和抗氧化剂，还有助于其他绿色蔬菜中铁的吸收

本周日常护理

ξ 认真对待第一次产检

产前检查又称围生保健，能及时了解准妈妈身体情况及胎儿的生长发育情况，保障母婴的健康与安全，是实现优生优育的重要手段。因此，准妈妈要重视产检，尤其是第一次产检，一定要慎重对待。

第一次产检的时间

第一次产检的时间是很重要也比较讲究的，过早和过迟都不是很好。做得太早，能够得到的信息较少，价值不大；做得太迟，一些不良的怀孕状态如宫外孕、葡萄胎不能及时发现，会带来危险。一般第一次产检最合适的时间是孕12周。

产检注意事项

第一次产检可能会有些紧张，准妈妈到了医院可以跟其他准妈妈聊聊天，互相交流一下怀孕的相关事项，不但可以了解到一些怀孕、产检知识，最重要的还有助于缓解紧张情绪。

需要提醒的是做产检的时候要早出门，尽量在上午将全部项目检查完毕，避免太劳累。在穿着上也要注意，衣服要容易穿脱，最好穿上下分开式的衣服，上衣前开口最适合，避免长裙和套头衫。

产检项目

第一次产检的项目虽然比较多，但都是常规项目，比如测量身高、体重、血压、宫高、腹围、胎方位、胎心、尿常规、血常规、心电图等，这些项目都不需要提前准备，在医院里听从医生的安排即可。

除上述检查的项目外，医生还会了解一些情况，包括正常的月经周期，末次月经时间，以往怀孕次数、分娩次数、有无流产现象及流产方式等，还可能问及有无药物过敏史、既往病史和是否有手术外伤等。甚至关于准爸爸的一些问题，医生也会询问，如年龄和身体状况，这些问题准妈妈都可以提前准备一下。

遗传病史是一个重要的问题，第一次产检医生必然会问，准妈妈提前了解一下夫妻双方家族是否有这样的问题是很有必要的。

ξ 如何建立母子健康档案

第一次产前检查时，医生会为准妈妈建立孕期体检档案，也就是《母婴健康手册》。从此，医生将在上面记录所有相关的产检内容，这就是通常所说的建大卡。这个手册对准妈妈非常重要。它跟踪记录着准妈妈孕期的健康状况、胎宝宝发育情况、宝宝出生后的保健等至关重要的信息，准妈妈要选择一家合适的医院办理。

办理时间

办理健康档案的时间要求不是很严格，通常在进行第一次产检的时候顺便办理就可以了。产检做完后，若一切正常，医生就会建档，并把该次产检结果也记录在档案上。

需要提供的材料

办理健康档案需要提供的证件一般有准妈妈的身份证、医保卡。根据医院的要求不同，有的医院需要出示生育证，有的不需要，所以建议也要一起带上，避免反复取证件而浪费时间；有些大城市的医院还需要户籍不在本市的准爸妈提供暂住证和结婚证等。办理完成后，这个手册一般会交给准妈妈保管。

健康卡的办理流程各医院有所区别，需提前咨询将建立档案的医院。

使用方法

健康档案分为两本，一本是准妈妈和新生儿的，里面有两张表，一张记录产检各项数据，包括准妈妈的身体状况和胎宝宝的发育状况；另一张表是记录胎宝宝出生时状况的。还有一本是提醒给宝宝打预防针和记录宝宝打预防针的情况的，因此这两本都要妥善保管好。准妈妈的这本，每次产检都应该随身携带，医生都会把相应的检查数据记录在上面，以便备查。宝宝的那本，以后回访、打预防针都要用到。

注意事项

建档案的医院一般与将来分娩的医院是同一家，所以在这个时候要认真选择一家准妈妈可以信得过的医院，最好是专科医院。另外优先考虑离家近的，以方便检查与生产。

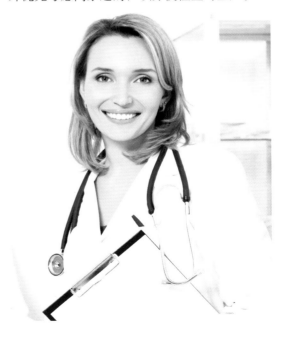

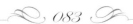

本周胎教课堂

♪ 《月光》

德彪西（1862—1918）是法国浪漫主义作曲家中最著名的一位。在很多地方，他的油画像总会被挂在音乐教室的墙壁上，许多浪漫主义影视作品（比如岩井俊二的影片）也常常以他的作品作为背景音乐，其中《月光》就是他脍炙人口的代表作。

德彪西的钢琴小曲《月光》，描绘了月光的美丽与神秘。美丽的旋律暗示了对月光的印象，仿佛能让人看到月光闪烁的皎洁，把灵秀的月光倾洒下的水一样的银辉展现得淋漓尽致，让人如同置身于晴朗而幽静的氛围之中。

怎么来听

在柔美的月夜里，或者在你想要听音乐的任何时候，闭上眼睛，播放这曲《月光》，让每一个音符在你的心里流淌，想象心中的那片月色。这种美丽让你回味无穷，你的情感和这静谧的音乐定会搭配得天衣无缝，而这样的美感也会通过你的感觉神经静静地感染着你腹中的胎宝宝。

与贝多芬《月光》的区别

贝多芬与德彪西均有名作《月光》传世，虽同为浪漫主义作品，但两人的风格有很大的不同。

贝多芬的月光是月光下流淌的故事，流畅的旋律将故事娓娓道来，而德彪西的月光就是月光本身，一夜倾城。如果说"静"是贝多芬《月光》的最大特点的话，那么"动"便是德彪西《月光》的精髓所在。在他的音乐里，月光如水般倾泻，缓缓流淌，充盈整个房间。

小贴士

现在，准妈妈的乳房腺体及组织正在增大，不久以后现在的胸衣会显得有些小，因此准妈妈需要准备一下更换大一点的胸衣，不妨到专卖孕妇内衣的店里去咨询一下。

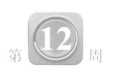

胎宝宝的发育

孕12周的胎宝宝已经初具人形，手指和脚趾完全分开，他正在准妈妈的子宫里踢腿、舒展身体，还学会了打哈欠呢。

身体机能发育情况

这个时候的胎宝宝有了完整的甲状腺和胰腺，这两个腺体的形成对胎宝宝来说意义重大。甲状腺可分泌甲状腺素，这是维持人体代谢的基础物质；胰腺能够分泌胰岛素和胰液，能够很好地帮助消化、调节全身生理功能。不过此时这两个腺体还不具备完整的功能，还需要继续发育、完善。另外，脾脏也开始分泌胆汁，这也是消化系统的一部分，为胎宝宝出生后消化脂肪做了准备。

胎宝宝的外生殖器现在已基本成形，不管是男还是女，只要是健康聪明的胎宝宝就是最让人兴奋、最高兴的事情。

从本周周末开始到孕6个月，胎宝宝的大脑进入脑细胞迅速增殖的第一阶段，称为"脑迅速增长期"，脑细胞体积增大、神经纤维增长。在这段时间，建议准妈妈要多吃一些有助于大脑发育的食物。

胎宝宝的外形变化

该时期的胎宝宝身长有65~80毫米，体重约18克，但是身体雏形构造完成，并且从细节到轮廓都已经具备人类特征，部分身体功能运行良好。

从胎宝宝外观来看，颈部变长，下颌也从胸前伸出，五官开始集中，两只眼睛的距离更加接近，耳朵也到了头部两侧，整体看上去面部更漂亮了。更值得高兴的是，胎宝宝现在有了触觉，能够感受到外来的触觉刺激，如果准妈妈用手触摸胎宝宝头部所在的位置，他会把头转开，并出现手指、脚趾张开、嘴巴开合、四肢舞动等反应，明显的一副受惊吓的样子。

Part4 第3个月 初听奇妙的胎心音

本周营养关照

ξ 提早吃一些淡化色素的食物

妊娠斑是由于怀孕后脑垂体分泌的促黑色素细胞激素增加，以及大量孕激素、雌激素的作用，致使皮肤中的黑色素细胞的功能增强，皮肤中斑状色素沉着增加导致的。为了起到防斑美白的辅助治疗作用，准妈妈可以在饮食上多加注意。

多吃富含维生素C的食物

维生素C可以增加谷胱甘肽的含量，从而降低酪氨酸酶的活力，干扰黑色素形成，令皮肤变白。富含维生素C食物有：酸枣、大枣、菠菜、萝卜缨、灯笼椒、油菜、尖辣椒、猕猴桃、菜花、苦瓜、蚕豆、西蓝花、枸杞子、草莓等。

不多吃含铜量高的食物

由于酪氨酸酶是一种铜结合蛋白酶，铜和蛋白的供应减少，酪氨酸酶的活力会降低，所以少吃含铜量高的食物也有助于淡化色素。富含铜的食物有：黄豆、猪肝、河虾、标准粉、富强粉、糙米、豆腐、鸭肉、精白米、土豆等。

不多吃富含酪氨酸的食物

酪氨酸酶要和酪氨酸反应，才能形成黑色素，因此，酪氨酸的降低，会导致酪氨酸酶的作用降低。富含酪氨酸的食物常见的有：土豆、地瓜、奶酪、巧克力、动物内脏、白萝卜、茄子、豆类、蛋类、乳类等。

少吃富含雌激素的食物

雌激素的增加，是准妈妈容易长妊娠斑的原因之一，有些食物富含雌激素，准妈妈吃后反而容易长斑，这类食物对于易长斑的准妈妈来说要绕行：

植物雌激素的食物主要分为异黄酮和木脂素，异黄酮主要存在于豆类、水果和蔬菜，特别是富含于大豆及豆制品中。木脂素主要存在于扁豆、谷类、小麦和黑米以及茴香、石榴、银杏、葵花子、洋葱、咖啡和橙汁等食物中。

蜂王浆含有动物雌激素，这些食物，防斑的准妈妈也要少吃。

另外，一些中药富含植物雌激素，也要注意避免：菟丝子、黄芩、槐米、银杏叶、葛根、菊花、金银花、忍冬藤、桑寄生、桑叶、高良姜等。

本周日常护理

孕早期尿频不用担心

怀孕后，准妈妈都会有感到有尿频的现象，并对此感到苦恼。其实，孕期尿频属于正常现象，不必过于担心。

孕后尿频现象的出现是分两个阶段的：一个出现在孕早期，这是因为怀孕后激素引起的。孕早期，准妈妈子宫体增大但又未升入腹腔，在盆腔中占据了大部分空间，将膀胱向上推移，刺激膀胱，引起尿频。准妈妈会明显地感觉到自己跑厕所的次数多了，这时候的尿频现象不会持续太长时间，过了孕早期就会缓解了。第二个阶段出现在孕晚期，胎儿降至骨盆腔，压迫膀胱，使膀胱容积减少，贮尿量明显减少，排尿次数增多，约1~2小时排尿1次。这种尿频现象，属于正常情况，不必顾虑。

出现尿频后，要正确处理，不要采取伤害身体的办法来控制排尿。

1 不要憋尿。憋尿容易造成尿潴留，进而引发尿路感染，损害膀胱的功能，进而伤害到身体，后果是比较严重的。

2 不可为避免上厕所而少喝水。水是机体必需物质，准妈妈和胎宝宝每天都需要补充水分，水分的缺乏也会影响健康和发育。不过，为了减少夜间起夜次数，避免影响休息，在睡前1~2小时可以不喝水，只要白天保证有足够的水分摄入就可以了。另外，睡觉的时候，可以多采用侧卧的姿势，这样可以减轻子宫对输尿管的压迫，预防尿液积存而导致感染。

尿频并不是什么严重的问题，只要不是病理性尿频，就不必担心。有尿意上厕所即可，不要怕麻烦，毕竟孕期尿频持续的时间并不是太长。

3 注意病理性尿频。如果有小便次数增加，白天解尿超过7次，晚上解尿超过2次，且解尿间隔在2个小时以内；小便时伴有尿急、尿痛、发热、腰痛等现象并且总觉得尿不干净；尿液混浊，甚至出现血尿；出现多渴、多饮、多尿"三多症状"，需引起准妈妈足够的重视。这说明出现了尿路感染、发炎等症状，也就是所说的病理性尿频，需要及时就医治疗。

ξ 该换大一号的服装了

步入孕早期的尾声，在接下来的日子里，准妈妈们会明显感觉到自己的身体每天都在变化，而且会越来越明显。所以，趁着现在身体轻便、早孕反应又消失的好机会，为自己提早准备一些宽大、舒适、适合自己的衣服吧。

ξ 选大一点的内衣内裤

从现在开始，准妈妈的服装要渐渐变大了，不仅是外穿的衣服，内衣也是一样的。

在接下来的孕期里，就要脱掉平时穿的内衣内裤了，一方面带托的文胸会抑制乳房的生长，容易引起产后少奶、乳腺增生等疾病，所以，准妈妈在选择内衣时应尽量选择大一号的无托文胸，最好是孕妇专用文胸。另一方面低腰的内裤会束缚胎宝宝的生长，所以，准妈妈在选择内裤时，同样需要选择高腰大一号内裤，以利于体内胎宝宝的生长发育。

ξ 如何选择孕妇装

选择外穿衣服，准妈妈不妨选择几件孕妇装，现在孕妇装的设计在美观和生理方面都非常有讲究。如果平时在家里的话，准妈妈可以利用一下老公的衣服，宽大的男式服装也会给准妈妈带来很大的方便，同时可以减少家庭开支。选择孕妇装，需要注意以下几点：

1 首选质地柔软、透气性强、易吸汗、性能好的衣料。这样的面料包括棉、麻、真丝等，其中以全棉最为常见，贴身的衣物最好选择全棉面料。

2 舒适、宽大很重要。应以易穿脱的样式为主，例如上衣适宜选择开前襟的，尽量不要选择套头装。

3 可调节式的孕妇装多考虑。因为在以后的几个月内，准妈妈的体形还会发生较大的变化，可调节性的衣裤可以根据需要调整大小，方便使用，同时还能节省开支。

4 色调明快、颜色柔和甜美为佳。这样色彩的孕妇装会让准妈妈觉得舒服，这些色彩具有消除疲劳、抑制烦躁、控制情绪的作用。

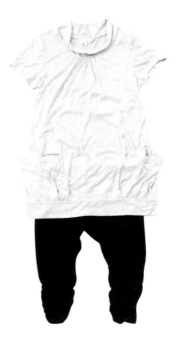

本周胎教课堂

故事《狐狸的窗户》，看到你的愿望

今天讲一个关于狐狸的神奇故事吧。用手指搭成一个菱形的窗户，可以看到你和宝宝未来的美好生活。

狐狸的窗户——看到你的愿望

这是一个猎人在山上迷路碰到一只小狐狸的故事。小狐狸住在一片蓝色桔梗花的花田里，开着一家商店名为"印染·桔梗店"。它给猎人染蓝了手指，用蓝色的手指组成菱形的窗户，可以看到你想看到的东西。小狐狸的窗户看到了狐狸妈妈，猎人的窗户看到了曾经喜欢的姑娘，看到了怀恋的庭院和在家里忙碌的妈妈。后来，猎人不小心洗掉了手指上的印染，但忘不了用手指头组成窗户看的习惯。

将你的手指搭成窗户，结合下面的词句，看看你能看到什么？

把你的手指染蓝搭成窗户吧

把你的手指染蓝吧 染蓝吧
用漂亮的桔梗花
透过小小的窗户
可以看到宝宝天使般的容颜

把你的手指染蓝吧 染蓝吧
用小小的桔梗花
透过小小的窗户
可以看到宝宝胖胖的手臂
亲昵地抱住你的脖子

把你的手指染蓝吧 染蓝吧
用香香的桔梗花
透过小小的窗户
可以看到宝宝花朵般的嘴唇
亲吻在你的脸颊

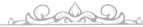

小贴士

安房直子是日本著名的女性童话作家，她的作品最大的特点是想象。读一读她写的童话故事，会让准妈妈感觉生活更美好。

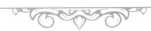
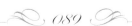

第 4 个月

（13~16周）

胎宝宝开始像个小人儿了

Tai Bao Bao Kai Shi Xiang Ge Xiao Ren Er Le

随着食欲的好转，胎宝宝也开始飞速地成长，不安分地将妈妈的肚子拱起来，像是在宣示自己的主权，也像是时刻提醒妈妈要善待自己。

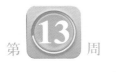

第13周　胎宝宝的发育

　　本周的胎宝宝的身长和体重又有了新的变化，身长已经到了70~76毫米，体重约20克左右。在接下来的6个月，胎宝宝的主要任务就是让自己成长得更健康、更结实。

　　与此同时，胎宝宝还有两个新的变化出现，牙槽内出现乳牙牙体，手指和脚趾上出现纹印。这些纹印是胎宝宝重要的身份识别信息，是独一无二的，在出生时脚印还会被印在出生记录单上作为证明。

　　这个时期的胎宝宝胎盘开始形成，胎盘的形成有着重要的意义。它使得胎宝宝和准妈妈之间的联系更加紧密了，也说明已经不那么容易发生流产了。从这时起，胎宝宝就进入了稳定期，准妈妈可以不用那么担心，安心地养胎了。

　　脐带和胎盘并不是胎宝宝的身体组成部分，却是他身体发育不可缺少的一条生命线，在本周，这条生命线就会发育完成了。脐带和胎盘发育完成后，胎宝宝就会通过它们从准妈妈的身体中吸收营养和氧气，使自己健康茁壮地成长，同时再把身体内的代谢物通过它们传递给准妈妈，由准妈妈最终代谢出体外。

　　胎宝宝现在的发展仍然很快，脖子已经发育得比较有力了，能够起到有力的支撑作用，帮胎宝宝把头抬起来了，整个身体更加伸展。脑组织的增殖和发育也没有停下来，神经元迅速增多，神经突触形成，这使得胎宝宝的条件反射能力增强，手指可与手掌握紧，脚趾可向脚底弯曲。如果胎宝宝是个女孩子，现在卵巢里已经有大约200万个卵细胞，不过这些卵细胞是逐渐减少的，在出生时，只剩下约100万个了。

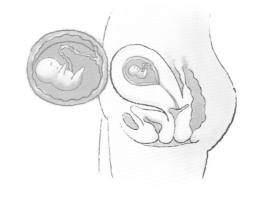

本周营养关照

ξ 对胎儿大脑发育有益的营养素

胎宝宝的大脑发育需要多种营养元素，在这些营养元素中，有9种营养素对大脑的发育影响最大，蛋白质、脂肪、碳水化合物当然是必不可少的，除此之外，还有以下6种营养素，在大脑发育的高峰期——孕3~9个月都需要积极补充。

1 维生素C。在胎宝宝脑发育期摄入充足的维生素C，可起到提高脑功能敏锐性的作用。

2 维生素E。维生素E具有保护细胞膜的作用，可防止不饱和脂肪酸的过氧化，从而保护大脑维持活力。

3 B族维生素。B族维生素对大脑的作用是间接的，但同样重要，因为必须有它们的参与，蛋白质的代谢才能正常进行。

4 钙。钙不仅对骨骼发育意义非凡，其实对大脑也很重要，它具有抑制大脑异常兴奋的作用，可使脑细胞免受有害刺激。

5 维生素A。维生素A是促进脑组织发育的重要物质，如果在胎儿期缺乏了维生素A，胎宝宝可能会出现智力低下的问题。

6 碘。碘是生成甲状腺素的主要原料，对胎宝宝的神经发育有促进作用。

这是大脑发育最需要的9种营养素，在孕期不要缺乏，不过也不能过多摄入，以免引发其他方面的问题，保证适量就可以了。其实，这些元素也没必要刻意去补充，日常食物中就普遍存在，只要保证孕期不偏食基本上就可以保证，肉、蛋、奶、蔬菜、水果、豆类食品等都规律摄入就足够了。

此外，胎宝宝大脑发育还需要几种特殊的营养元素：DHA、EPA，它们的共同作用可使大脑容量更大，反应更灵敏、记忆时间更长久。富含这些营养元素的食物主要是海产品，所以准妈妈可以适当食用相关海产品，有利于促进胎宝宝大脑发育。

 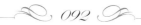

本周日常护理

及早预防妊娠斑、妊娠纹

怀孕，对准妈妈来说是一件高兴又自豪的事情，但是，随之而来的妊娠斑、妊娠纹也给爱美的准妈妈们带来一些苦恼，所以要及早预防妊娠斑、妊娠纹的出现。

如何预防妊娠斑

妊娠斑一般是出现在孕4个月后，大部分准妈妈都有，不过深浅、多少有所不同，主要跟准妈妈体质和保养有关系。如果皮肤的油脂分泌充足、酸碱度平衡、新陈代谢顺利，就不容易长妊娠斑，所以调节身体是关键，让身体保持一个健康、平衡的状态，这比用护肤品强多了，护肤品对预防妊娠斑一般是没有效果的。

另外，少晒太阳，注意清洁、保湿，这些对预防妊娠斑都有一定效果。一般在胎宝宝出生后，大部分妊娠斑会渐渐淡化，如果仍然严重则说明身体未调整好，需要继续调整。

如何预防妊娠纹

妊娠纹的出现虽然也和激素的作用有关，但更大的原因则是身体膨胀太厉害，对皮肤牵拉力太过，使得皮肤中弹力纤维和胶原纤维出现了损伤和断裂造成的。妊娠纹多出现在腹部、大腿、臀部、后腰部、胸部等处。哪里皮肤膨胀得厉害，哪里的妊娠纹就多，腹部的妊娠纹一般是最严重的。这些纹路宽窄不同、长短不一，一般呈现粉红色，也有些比较暗，变成了紫红色。

如果准妈妈的皮肤弹性较好，而身体膨胀得不是很厉害，那么妊娠纹就会轻微得多，所以控制体重匀速增加，不出现增长过速的情况，妊娠纹就不会太严重。另外，多吃些含维生素E丰富的食物，如南瓜、绿叶蔬菜、蛋黄、坚果类、肉及乳制品等，可以增强皮肤弹性，对预防妊娠纹有一定的作用。

 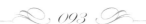

本周胎教课堂

ξ 《摇篮曲》

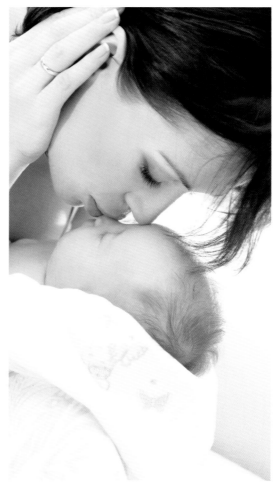

《摇篮曲》原是一首通俗歌曲，作于1868年。相传是勃拉姆斯为祝贺法柏夫人第二个儿子的出生而作的。法柏夫人是维也纳著名的歌唱家，1859年勃拉姆斯在汉堡时，曾被她优美的歌声所感动从而建立了深厚的友谊，后来就利用她喜欢的圆舞曲的曲调作为伴奏，作成了这首平易可亲、感情真挚的《摇篮曲》送给她。勃拉姆斯很喜欢他的《摇篮曲》，10年之后，当他创作《D大调第二交响曲》时，《摇篮曲》的主题和动机竟自然地出现在这部交响曲的第一乐章里。

这首《摇篮曲》节奏舒缓，曲调恬静而悠扬，带来的将是宁静与闲适，仿佛是母亲在轻拍着宝宝入睡，生动地表现了母亲温柔慈爱的内心情感，让准妈妈和胎宝宝在与旋律一同摇摆的过程中，享受着梦境般的美好。后人曾将这首歌曲改编为轻音乐，在世界上广为流传，就像一首民谣那样深入人心。

《摇篮曲》特别适合伴随着准妈妈和胎宝宝进入甜美的梦乡，因此在晚上临睡前听一听非常不错哦。听的时候不妨慢慢闭上眼睛，想象自己正在轻轻摇着睡梦中的宝宝。

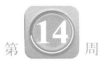 第**14**周

胎宝宝的发育

孕14周的胎宝宝又有了新的变化，身长和体重都又有所增加，身长的范围约85~92毫米了，体重的范围约30~43克。

身体机能发育情况

从这一周开始，胎宝宝四肢及躯干的生长速度会超过头部，而胳膊的生长速度还要快于腿部，也比腿部灵活得多，能够经常挥动，手还会做出抓和握的动作。另外还会把手放入嘴里吮吸，有时候也会抓住脐带玩一会儿。骨骼继续发育，软骨也开始形成。除此之外，胎宝宝的颈部更加伸展、更加有力，能够把头抬起来向前方看看，不过胎宝宝现在还不会转头，因为他还没有学会控制头部转动呢。

胎宝宝在子宫里做的各种动作，如抬头、吃手、皱眉、做鬼脸等，科学证明这些对他的大脑发育很有好处，来自外部的胎教对胎宝宝的大脑也同样有好处，准妈妈此时可以给胎宝宝一些外部刺激，让胎宝宝多运动、多感觉。

胎宝宝的外形变化

胎宝宝在外貌上又有了新的变化，就是在他的身体表面出现了一层绒毛——胎毛。胎毛对胎宝宝有保护作用，可以让他免受羊水的浸润。与此同时，胎宝宝的脸部也会出现表情和动作，比如皱眉、做鬼脸、斜眼睛等，显得更生动、可爱，更加像一个婴儿了。另外，在胎宝宝的头上，也会有新的发现，头发也在这个时候开始长出来了。

给准妈妈的提醒

胎宝宝现在虽然已经比较安全了，但是准妈妈还是要注意保护好自己，不要做剧烈和大尺度运动，如爬山登高、快跑、滑雪、骑马、蹦极、拔河、滑冰等。另外，如果准妈妈在35岁以上，曾经有过流产和死胎史，建议在此时进行一次先天性和遗传性疾病的检查，避免出生的胎宝宝有缺陷。

Part 5　第 4 个月　胎宝宝开始像个小人儿了

本周营养关照

ξ 孕期要少吃热性食物

在我们日常吃的食物中，有些是热性食物，它普遍存在于蔬菜、肉食、水果以及调料中，但对于准妈妈来说，食用过多的热性食物是有害的，需要适当的控制和食用。

少食热性食物的原因

怀孕期间的准妈妈，体质本来就偏热，容易内热燥结，出现便秘等毛病。如果再吃热性食物，会加重这种燥热的症状，不但准妈妈感觉不适，而且还会影响到胎宝宝的稳定度，所以热性食物，准妈妈必须少吃。

热性食物要少吃

热性食物要少吃，不是说绝对不吃，因为准妈妈也需要热性食物供给营养，只要在吃的时候控制量即可。比如每天吃核桃不超过2颗，牛奶不超过500毫升等。如果准妈妈已经出现了体质过热的不适症状，比如口舌生疮，眼睛发红，而且情绪暴躁，最明显的就是大便秘结，那么，这就要严格控制热性食物的摄入量了，最好适当摄入一些凉性食物来平衡。

热性食物有哪些

热性食物指的是中医上称为性热的食物。我们常吃的蔬菜、肉食、水果等各种食物中都有热性食物，准妈妈要了解一下，食用这些食物时，需要控制一下量。

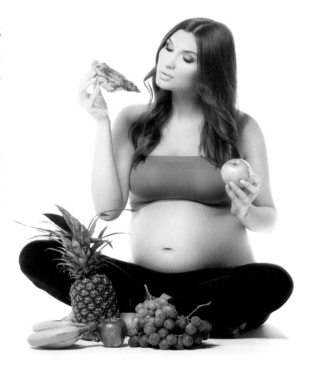

蔬菜类的热性食物有扁豆、韭菜、南瓜、蒜苗、蒜薹、熟藕、熟白萝卜等，肉食类的热性食物有羊肉、狗肉、黄鳝、虾、雀肉等，水果类中热性食物有荔枝、龙眼、大枣、杏子、橘子等，干果类中热性食物有核桃、栗子、葵花子、桂圆、荔枝干等。

除此之外，烹饪中使用的调料，其中属于热性的也不少，烹调的时候注意不能多放，比如辣椒、花椒、胡椒、小茴香、八角、桂皮、五香粉、大蒜、香菜、生姜等都要注意少放。

准妈妈少吃含咖啡因的食物

喝茶、喝咖啡已经成为很多人日常生活中的一种习惯，有的人甚至上瘾。但茶和咖啡含有的咖啡因会影响胎宝宝的健康，所以准妈妈还是要戒掉这些含咖啡因的食物。

咖啡因的危害

含咖啡因的食物一方面会导致中枢神经系统过于兴奋，另一方面会增加心脏和肾脏的负担，使得准妈妈心跳次数和排尿次数增加，这都会严重影响准妈妈的休息和胎宝宝的发育。有动物实验研究表明，咖啡因可使小鼠发生腭裂、脑膜膨出、脊柱裂、无下颌、无眼、骨骼异常、矮小、四肢畸形等异常。而事实也表明，孕期经常喝咖啡的准妈妈更容易生出低体重儿。

已经有证据表明，咖啡因会损害女性的生育能力，在孕前需要减少咖啡因的摄入量。但是并非怀孕了，咖啡就可以照常喝了，相反，更需要加以控制，最好少吃各种含咖啡因的食物。另外，咖啡因对食欲起到明显的抑制作用，这会限制准妈妈对营养的摄入，对怀孕显然是不利的，所以必须加以控制。

含咖啡因的食物有哪些

含咖啡因的食物并不多，日常接触到的主要有茶、咖啡、可乐、巧克力这4种。茶主要指浓茶，浓茶中的咖啡因含量较高，应该避免经常、大量饮用。淡绿茶，准妈妈每天少量饮用一些是没有问题的，咖啡就不应该再喝了。

最需要提醒的是可乐，据测定，一瓶340毫升的可乐型饮料中含有咖啡因50~80毫克，含量很高，应该避免饮用。

巧克力也是一种含咖啡因的食品，所以也要少吃，最好不吃。不过在分娩的时候，倒是可以吃一些巧克力，帮助储存体力，提高兴奋性，对顺利分娩有好处。

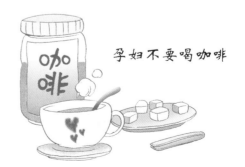

孕妇不要喝咖啡

本周日常护理

ξ 经常和胎宝宝说话

准妈妈适当地和胎宝宝说说话，聊聊天，对准妈妈和胎宝宝都是有好处的。尤其在准妈妈做家务的时候与语言胎教相结合，既可以减轻做家务带来的烦闷，又对胎宝宝做了一次胎教，可以说是一举多得的好事。

家务与胎教相结合

如果没有别人的陪伴，做家务多是比较烦闷的事情。在准妈妈开始做家务前，可以先抚摸一下自己的腹部，跟胎宝宝说："宝宝，现在我们开始做家务了。"然后，做好必要的防护措施，比如戴上手套、口罩，穿上防滑鞋等，待万事俱备后，便开始做家务了。

在准妈妈洗碗时，可以边洗边告诉胎宝宝今天都吃了什么菜，这些菜对身体有什么好处，怎样洗碗才能更干净更卫生等。打扫房间时，准妈妈可以跟胎宝宝讲一讲家里是什么样子的，准妈妈在家里的感受如何等。

总之，只要准妈妈觉得说给胎宝宝听很快乐，那么就让这种快乐继续下去，千万不要勉强自己一直说。如果觉得说累了，不妨停下来，要知道，勉强的语气会降低胎教效果的哦。

合理安排"语言家务"

当准妈妈的家务活做起来不那么枯燥时，不妨和准爸爸一起制订一个合理的每周家务活工作计划，这样准妈妈的孕期生活将会更规律、更舒适，还能在家务活上节省很多时间来做其他的事情。

准妈妈可以将采购、打扫房间、擦洗家具、冲洗卫生间、整理厨房、洗碗等事情分配在合适的时间上，这样一来，就可以事先将想做的胎教内容安排在合理的时间段内，准妈妈可以将计划制订成表，当看着这张表时，心里会觉得满满的都是充实的日子，感到踏实和安全，准妈妈也会感到很快乐。

本周胎教课堂

ε 好书《月亮忘记了》，感受温暖与美

几米的绘本故事《月亮忘记了》开始于一个失足坠楼的男子。在从五楼坠落的过程中，天上的一轮明月被带了下来，失去月亮的城市在黑暗中变得慌乱，失去月亮的人们企图人工复制月亮以唤起甜蜜的记忆，却终究无法赶走强烈的孤独感。枯萎的树梢、受伤的人工月亮，都像是在控诉人们曾经不懂得珍惜。

如果有一天，月亮不再高挂夜空，那将是怎样的一个世界？我们都习惯了有月亮的日子，当有一天，月亮不在了，你会想些什么呢？会不会也像几米这样想象月亮去了哪里，过着什么样的生活呢？

在得到与失去、记忆与遗忘、孤独与关爱之间，几米用画笔诉说了一个感伤但温暖的故事。

孤独的人们，遗忘了对爱的记忆！不过，走失的月亮并没有孤独太久。拾得月亮的小男孩像是驯服了狐狸的小王子，有了一个只属于他的月亮，为他微笑，为他发光，在衣橱里探险，在窗前跳舞，在屋顶分享神秘而安静的时刻。

小男孩的温暖，让月亮遗忘了陨落的孤独。

《月亮忘记了》会让你和胎宝宝感受到美的存在。这种美在月亮中，在生活中，在你心中，在生命的每一个角落里。

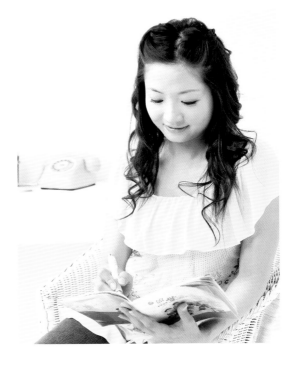

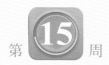

第15周 胎宝宝的发育

孕15周的胎宝宝又有了新的变化出现，无论从身长还是体重上，增加的速度都更快了，动作上也更加的激烈了，这是令准妈妈们兴奋和激动的事情。本周的胎宝宝从头到臀的长度约为10厘米，重60~70克，在接下来的几周中，身长和体重都增加很快，能够增加1倍甚至更多。所以在接下来的这段时间中，胎宝宝需要的营养量比较大，准妈妈要保证合理、充分的摄入。

身体机能发育情况

胎宝宝的身体发育速度还在加快，将超过前面一段时间，腿的发育速度是最快的，将在本周超过胳膊的长度，身体比例变得更加接近成人。另外，胎宝宝此时的关节基本都发育完成，而且能够自由运用了，所以现在的动作更多，也更协调了，通过B超可以清楚地看到胎宝宝的活动。

比较敏感的准妈妈在本周周末有可能可以感觉到胎动了，准妈妈可以好好享受这一刻，也可以把第一次出现胎动的时间记录下来作为纪念，还没有感觉到胎动的准妈妈也不用着急，最晚孕20周的时候肯定会有胎动的出现。

已经发育成形的器官，胎宝宝正在努力练习运用，以促进功能的发展。主要的练习就是吞咽，胎宝宝吞下的羊水，一部分进入肺中，促进肺部气囊的发育，一部分进入气管，然后通过打嗝的方式，再将羊水吐出来。吞咽和打嗝都是为了呼吸做准备，打嗝通常被看作是呼吸的前兆。在吞咽和打嗝练习的时候，胎宝宝的胸部会有节律地起伏。

胎宝宝的外形变化

胎宝宝面部发育也有了新成果，那就是眉毛开始出现，并逐渐变得清晰起来；眼睛虽然紧紧闭着，但是能够感觉到光线的强弱刺激了，面对强光，胎宝宝会有不适的感觉。

本周营养关照

合理补钙，既不缺乏也不过量

由于胎宝宝所需的钙只有从准妈妈身体内获得，即使准妈妈体内缺钙，胎宝宝仍然要从妈妈体内吸取定量的钙，这就可能导致准妈妈骨骼和牙齿脱钙，引起腰病、腿病、骨头痛、手足抽搐及牙齿脱落等，严重时还会发生骨软化症、骨盆变形，甚至造成难产。所以，补钙很重要，但是又不能过量，钙过量，胎宝宝的健康也受威胁，这就要求准妈妈掌握好度了。

补钙的作用

由于胎宝宝骨骼的生成和发育及准妈妈生理代谢均需要大量的钙，如果身体中钙的含量不足，就会导致准妈妈血钙下降。

另外，钙对神经系统也很重要，当血清中钙含量减少时，准妈妈神经兴奋性增高，于是肌肉发生抽搐，这就是平常所说的"抽筋"。同时，胎宝宝缺钙可导致其骨骼发育不良，引起先天性佝偻病等。

孕期积极补钙

孕期不能缺钙，如果缺钙，胎宝宝有可能患先天性佝偻病或患上先天性喉软骨软化病，严重影响胎宝宝的安全和健康。在孕早期，准妈妈每天需要的钙在800毫克左右，每天300毫升牛奶，加上日常饮食里供给的量就足够了。到了孕中期，每天需要量会增加到1000毫克左右，每天喝500毫升牛奶或酸奶，再适当吃一些含钙丰富的食物如虾皮、腐竹、大豆制品等，就可以满足需求了。孕晚期每天需要钙1200毫克，除了喝牛奶，吃含钙丰富的食物外，还需要每天补充500毫克钙制剂。也不要忘了晒太阳，冬季每天1小时，夏季每天半小时就可以了。

补钙不可过量

补钙是应该的，但是过度补钙，会使钙质沉淀在胎盘血管壁中，引起胎盘老化、钙化，并使分泌的羊水减少，这样，胎宝宝就无法得到足够的营养和氧气，严重威胁胎宝宝的安全和健康。而且，补钙过多，胎宝宝头颅和四肢骨骼会显得过硬，使得产程延长或者导致难产。所以，不要因为胎宝宝需要钙，就大补特补。

 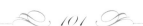 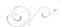

本周日常护理

ε 适时更换大号内衣

随着孕期的增长，准妈妈的身体会越来越胖，胸部也会长大，一般乳房在孕期大约会增重1000克，增大2~3个罩杯，这样就需要及时更换大号的、承托力比较好的内衣了。

把握更换大号内衣的时间

更换大号内衣没有严格的时间规定，以准妈妈的感觉为准，什么时候感觉已有的内衣不合适了，什么时候换即可。通常情况下是在孕3~5个月的时候换一次，孕7~9个月的时候换一次。

选择内衣要试穿

孕期乳房增大并不是均衡地全面增大，而是下部向外扩张，所以不是购买普通胸罩大一点就能解决的，而是应该购买孕妇专用的内衣。购买的时候，最好亲自试戴一下，以乳房没有压迫感，同时内衣与乳房紧密贴合为宜。

如果内衣太小，乳腺的增生和发育会受到影响，还会因为与皮肤的摩擦而使纤维织物进入乳腺管，造成产后无奶或少奶；如果太大，明显不能给乳房很好的承托，势必在乳房增重较多的情况下，导致下垂。一般能够调节大小的内衣比较适合孕期穿戴，可以根据需要调整，不至于相差太远。束身内衣，有药物、硅胶或液囊填充物的丰胸内衣，都太紧，不适合孕期穿用。

内衣质地要舒适

内衣大小合适了，还要考虑舒适性，质地以纯棉质为最好，透气性较好；另外棉质加了莱卡的内衣在吸湿性、透气性上表现也很好，在伸缩性和不变形上则有突出优点，也是不错的选择。需要注意的是全部化纤类的内衣要避免。内衣的肩带最好选择较宽的，可以减轻肩膀的压力。

另外，内衣的内衬手感要足够柔软，因为到了孕后期乳头十分敏感，不够柔软的内衬会造成乳头发炎。

 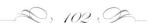

全职准妈妈如何保持心情舒畅

孕期是一个特殊时期，准妈妈的情绪常常大起大落，有时候还没来由地伤心。可能前一个小时还在因为想到有宝宝而欣喜若狂，下一个小时马上又开始担心起了未来。尤其对于辞职在家养胎的准妈妈来说，由于空闲时间多，更容易胡思乱想情绪失控，因此，全职准妈妈丰富一下自己的生活是十分必要的。可以从以下事情来考虑：

1 参加孕妇沙龙。孕妇沙龙里都是准妈妈，可以尽情地聊各种关于怀孕、生育的话题，能帮助准妈妈宣泄情绪，获得支持，还能学到不少孕产的知识、经验。

2 做玩具、玩游戏。五子棋、抓羊拐、飞行棋、数独、猜谜等游戏，在无聊的时候玩一会儿也是很有意思的，而且比较益智，对胎宝宝的大脑能起到开发作用。另外，准妈妈还可以趁着闲时，给未出生的胎宝宝亲手缝制一些玩具，比如做玩偶、彩色卡片、识字卡片、悬吊玩具等，在胎宝宝出生后就可以派上用场了。

3 参观各种展览。多留意各种展览的信息，尤其是美术、摄影这类展览，环境安静、色彩丰富，特别适合准妈妈，对胎宝宝来说也是很好的美学胎教，往往能有意想不到的收获。

4 邀准爸爸一起活动。可以计划一次短途的旅行，选择在周末、假日的时候，邀准爸爸一起行动，到郊外走走、看看，呼吸一下新鲜空气，放松一下心情，还能加深夫妻感情。

其实，每个准妈妈都有一些小梦想，总是没有时间实现，怀孕后恰好可以在家休息了，那么不妨好好利用一下这段时间去做了，比如喜欢摄影的，可以带着照相机到各大公园里练练技术，喜欢乐器的，也可以拜个老师，学习一两种乐曲。

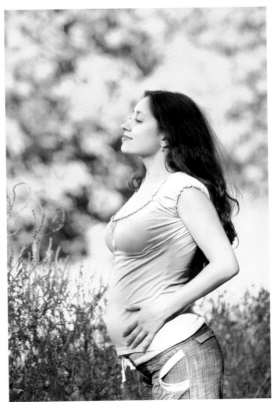

 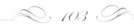
Part 5 第 4 个月 胎宝宝开始像个小人儿了

本周胎教课堂

♪ 听宝宝有力的心跳

在胎宝宝全身脏器的发育中，心脏是最早有功能的器官。早在第四五周的时候，他的心脏就开始跳动了。准爸爸可以趴在准妈妈的肚皮上听，也可以借助医生用的听诊器听。

胎心位置在哪里

要听胎宝宝的心跳声，准爸爸应先找到胎心的位置。胎心位置因胎位而异，如胎头朝下，在妻子肚脐的右下方或左下方听；若臀在下，那就在肚脐的右上方或左上方听。最简单的方法是，在产检时请医生帮助确定，然后记住这个位置，以后就在这附近寻找。

准爸爸贴在腹壁就可听到胎宝宝心跳声

胎心即胎宝宝的心跳。胎心音是双音，犹如钟表的"嘀嗒"声，清脆整齐，速率较快。听前准妈妈需要排尿后仰卧床上，伸直两腿，准爸爸可直接用耳朵贴在准妈妈腹壁上听，仔细地听就会听出胎心跳动的节律规则。

胎心音与其他几种声音的区别

听胎心音不是一下就能掌握的，要学会从其他声音中分辨出胎心音。

脐带杂音：一种酷似吹风样的声音，是一种单音，速率与胎心速率相同。

子宫杂音：吹风样的声音，音调低沉有力，速率与脉搏速率相同。

腹主动脉音：似敲鼓一样的"咚咚"响，速率亦与脉搏相同。

胎动音：一种没有一定规律的杂音，部位多变化，时有时无。

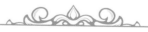

小贴士

准妈妈要坚持每天阅读、学习和思考，多了解自己和胎宝宝，这样会让你越发好地融入母亲的角色里。

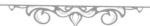

 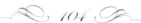
Part 5　第4个月　胎宝宝开始像个小人儿了

胎宝宝的发育

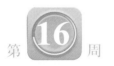

第 **16** 周

进入孕16周后，胎宝宝又有了新的变化，身长、体重、面部表情以及神经系统都发育较快，从外观及动作上均有所体现。

身体机能发育情况

胎宝宝的神经系统在本周会开始工作，对大脑的刺激肌肉能做出反应，显得活泼多了，动作也更加协调。通过B超，可以发现胎宝宝在子宫里玩耍，这时他最好的玩具是脐带。有时候，他会紧紧抓住脐带，使得脐带变窄，无法传输足够的空气和养分，不过不用担心，宝宝会很快就感知到这个问题，从而松开紧抓着的脐带，让它恢复正常工作。

此外，胎宝宝的面部表情有了更大的变化，就是他的眼睛已经会慢慢转动了，这说明他的眼部部分肌肉和神经已经发育良好，且开始正常工作了。

本周胎宝宝吞咽羊水的练习会不断地进行下去，循环系统和尿道现在已经完全进入了正常的工作状态，经常性地把羊水吞入肚中，又将尿液排入羊水中。所以，胎宝宝此时也在不断吞咽自己的尿液，不过这时胎宝宝排出的尿液是干净无毒的，即使再吞入肚中，也不会有任何危害。

胎宝宝的外形变化

本时期的胎宝宝身长大约为12~15厘米，体重增加到了120~150克之间，大小与成人的手掌相当。此时的胎宝宝身体比例已经协调多了，头部只占到整个身体的1/3，大头娃娃的外形已经有所改观。

给准妈妈的提醒

因为胎宝宝身体长大了，动作幅度也随之变大，准妈妈的腹壁也变薄了，所以大部分的准妈妈都已经能感觉到明显的胎动了。不过也有的准妈妈能感觉到胎动的时间较晚，这也不要太着急，大约在20周就可以有胎动的出现。胎动是怀孕期最有意思的事情，准妈妈不妨好好地享受和胎宝宝的互动，只是要注意让他适当地休息，不要太累了。

Part 5　第十个月　胎宝宝开始像个小人儿了

本周营养关照

ξ 孕中期着重补充哪些微量元素

进入孕中期，因胎宝宝快速生长发育，消耗量较大，加之准妈妈由于早孕时期的妊娠反应也往往会导致微量元素摄入不足，缺乏微量元素往往会影响胎宝宝的骨骼和肌肉迅速发育以及组织、器官的逐步完善，故适当地补充微量元素是很必要的。

1 补充维生素A。维生素A可促进胎宝宝皮肤、胃肠道、肺部的健康发育，每天需摄入0.8毫克。含维生素A的食物有牛奶、动物肝脏、禽蛋、杜果、柿子、杏、黄绿色蔬菜等，适当摄入就能满足要求。补充维生素A最好的方法是食用胡萝卜，因为胡萝卜中的胡萝卜素进入人体后可转化为维生素A，但量却不会太大，可起到既有补充又绝对不会过量的效果。

2 补充维生素B₆。维生素B₆对胎宝宝中枢神经系统发育有促进作用，每天需要摄入1.9毫克。在日常饮食中加入一些粗粮，如糙米、燕麦，适当使用酵母粉、麦芽糖等就可以基本满足需求。

3 补充维生素C。维生素C可促进胎宝宝骨骼和牙齿的形成，对造血系统的健全也有促进作用，每天应补充100毫克。富含维生素C的食物很多，比如西红柿、胡萝卜、南瓜、青椒、菜花、油菜、大枣、猕猴桃、樱桃等，平时多吃蔬菜、水果即可得到满足。

4 补充镁。镁可促进胎宝宝骨骼和肌肉的发育，每天需要摄入450毫克。在正常饮食上多吃些含镁的食物，比如花生，每天吃5~8颗或者吃一勺花生酱就能满足要求了。

除了以上几种微量元素需要重点补充外，锌、硒、钙、碘、铁、钼、锰等也是孕中期特别需要重视的微量元素，也应该按需补充。

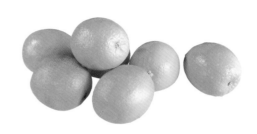

本周日常护理

本月产检重点：唐氏儿筛查

唐氏儿就是通俗意义上所说的先天痴呆儿，基本没有生活自理能力，一旦出生会给家庭和社会都带来很大的负担。唐筛检查，是唐氏综合征产前筛选检查的简称，目的是通过抽取孕妇血清，检测准妈妈血清中甲型胎儿蛋白和人绒毛膜促性腺激素的浓度，并结合准妈妈的预产期、年龄、体重和采血时的孕周等，计算生出唐氏儿的危险系数。在科学技术比较发达的今天，孕早期的唐氏儿筛查技术已经成熟，准确率可以达到95%左右。建议准备做唐氏儿筛查的准妈妈可以提前打听一下自己所在城市是否能做以及在哪家医院做。

哪些准妈妈应该做筛查

一般来说，高龄准妈妈怀唐氏儿的概率明显较高；不过因为环境恶化，适龄准妈妈也不排除这种可能，所以唐氏儿筛查不是高龄准妈妈的专利。

做唐氏儿筛查须知

1 唐氏儿筛查目前认为最好的时间是孕15~20周，需要抽血，不过不需要空腹，准妈妈吃饱了再去医院也没有关系。筛查结果在大约1周以后。如果评估结果高风险，则需要在20周以前做羊膜穿刺检查，进一步确定，羊膜穿刺的结果的准确率会有所提高。

2 唐氏儿筛查结果是风险评估，只能说胎宝宝有多大的可能是唐氏儿，并不绝对，因此这项筛查现在受到的质疑比较多，做与不做是个问题。因为毕竟是一种风险评估，高风险的结果可能生出健康的宝宝，低风险的结果也可能生出唐氏儿，所以有的准妈妈感觉这项筛查的意义不大。有些医院，为提高安全性，评估比较保守，所以高风险比例偏高，也让准妈妈产生了不信任。在这种情况下，准妈妈一定要考虑好，如果打定主意，即使是唐氏儿也会生下来，并好好地抚养他，不想去做筛查，也不强迫。如果决定做，建议找口碑好的医院、医生做，这样做出来的结果准确率会更高些。

 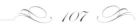

本周胎教课堂

♪ 制作专属于准妈妈的胎教音乐集

准妈妈也许会难以相信，胎宝宝很快就能听得到外界的声音了。

怀孕4~6个月时候，宝宝的听力逐渐形成。准妈妈的心跳声、肠鸣声他听得很真切，外界的声音也透过子宫传进来，若隐若现，让他对世界充满了好奇。

如果经常给胎宝宝播放舒缓、优美的音乐，会给他留下美好的记忆，并把这种好印象深深刻在脑海里。大多数受过音乐熏陶的胎宝宝出生后会喜欢听音乐。

音乐的神奇之处还在于，当人们听自己喜欢的音乐时，都会激起内心的幻想，从而让心灵得以安慰或愉悦。所以听音乐会让准妈妈心旷神怡，进而促进胎宝宝大脑发育。

音乐是胎教必不可少的一部分。如果能搜集一些准妈妈喜欢又好听的胎教音乐，将它们集中到一张CD或U盘上，在播放时将会十分方便。准爸爸不妨花点小心思，制作这样一份礼物给准妈妈一个惊喜。

什么样的音乐适合做胎教音乐

一般来说，优美抒情的中国民乐、西方古典乐如《摇篮曲》或《圆舞曲》等对母子身心健康都是有益的。经典胎教音乐经过了时间和历代人的考验，一般都是比较适合的。

此外，每个人都有各自不同的喜好，准爸爸可以留心将找好的音乐找机会给准妈妈听，观察她是否喜欢，如果不喜欢，就不要入选了。

但如果准妈妈倾向于听歌词复杂，曲调时而低沉、时而高亢甚至近乎嘶吼的音乐，也要谨慎选择，因为相比这样的音乐，胎宝宝更喜欢单纯、优美的旋律。

❈ 小贴士 ❈

音乐刻录或下载好后，准爸爸应该先试听一下。如果音质不好，杂音大，都会降低音乐胎教的效果，甚至成为噪声。刻录一次是受用无穷的事情，准爸爸耐心一点是值得的。

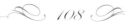

Part 6

第 5 个月

（17~20周）

胎动，宝宝与妈妈的甜蜜沟通

Tai Dong，Bao Bao Yu Ma Ma
De Tian Mi Gou Tong

　　之前宝宝一直在子宫里动来动去，但无奈力气太小，妈妈一直察觉不到。突然在某一个早晨，吃饱喝足的宝宝力气大增，一顿"拳打脚踢"让妈妈终于收到了幸福的讯息。

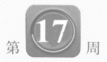

胎宝宝的发育

第 **17** 周

胎宝宝在这周的生长速度有所减慢，身体长度只达到了13厘米，体重为140~170克。不过，接下来3周生长速度会再次加快，重量和身长都将增加1倍以上。

身体机能发育情况

在孕17周的时候，胎宝宝的心脏几乎发育完成了。小心脏的搏动非常有力，频率还是比成人快很多，也比将来出生时快不少，在每分钟120~160次之间，产检的时候，有了监听胎心音这个项目。不过此时的胎心音必须用胎心仪才能听到。

这时候的胎宝宝，开始具备了听觉功能，逐步能够听到妈妈身体内部比如血流、心跳、肠鸣等声音。这些声音是宝宝对妈妈的最初记忆，在出生后，如果把宝宝放到妈妈的腹部，宝宝听到这些熟悉的声音就会安静下来。

现在胎宝宝的骨骼大多数都还是软骨，不过有的已经开始变硬，而且骨骼表面开始覆盖一层卵磷脂，卵磷脂对骨骼有一定的保护作用。

胎宝宝的外形变化

一种特殊的脂肪——棕色脂肪在这段时间里开始形成，这种脂肪在成人身体中很少，主要在婴儿时期发挥作用。宝宝出生时，它堆积在颈部、肩胛处，如果外界温度低，其细胞的脂类就会分解、氧化，并散发大量的热能，让刚从温暖的子宫里出来的宝宝能够适应子宫外相对寒冷的环境。所以，这种脂肪对宝宝来说是很有意义的。

在这一周，胎动时不时会出现，不过没什么规律。胎宝宝还喜欢把脐带当作自己的玩具，兴致勃勃地拉或者抓。不用担心他会伤害到自己，他已经具备了自我保护能力。

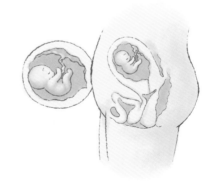

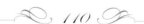

本周营养关照

ξ 孕中期要预防低血糖

怀孕后，人体的新陈代谢加快，胰岛血流量比没怀孕时增多，故胰岛生理功能非常旺盛，准妈妈血中胰岛素水平偏高，以致血糖容易偏低。准妈妈要谨防低血糖，低血糖反应一旦出现，发展得非常快，如果不能得到及时的治疗，可导致昏迷、死胎的严重后果。

低血糖症状

低血糖的症状包括头晕、头痛、心悸、手抖、过度饥饿感、出汗、面色苍白、打冷战、异常烦躁、哭喊、易怒、攻击性强、口唇麻木、针刺感、全身乏力、视物模糊等，如果准妈妈出现了以上2~3种症状，说明可能血糖有些过低了，需要及时补充糖分，任何形式的精制糖如果汁、糖果、口服葡萄糖等都可以；否则情况严重，出现神志不清、全身抽搐、昏睡、甚至昏迷等，会危及生命。

低血糖的预防

1 身边常备零食。正常情况下，出现低血糖一般是因为饮食量不足或没有按时进餐、运动量增加而未及时调整饮食，使得能量不能及时供应所引起的，因此平时在身边带些零食是很有必要的。只要不让自己出现饥饿状态，就不会发生低血糖。适合准妈妈平时带在身边的零食包括：

苏打饼干：苏打饼干含丰富的碳水化合物，可以迅速供给能量，是很好的充饥食品，准妈妈感觉饿的时候吃两块，就可以扛一段时间。

糖果：万一发生了低血糖，及时吃两颗糖，症状马上就可以缓解。

2 减少单独外出。准妈妈独自外出，发生低血糖是很危险的事，万一出现了，要及时向周围人求助，并说明情况，以免耽误时间，使情况变得严重。

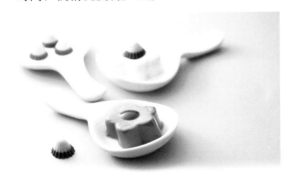

准妈妈胃口不佳怎么办

过了孕早期，准妈妈孕吐的问题会大有改善，而且，随着胎宝宝的成长，所需的营养越来越多；与之相应的，准妈妈的胃口会越来越好。然而也有些准妈妈过了孕早期，仍然没胃口，这就会耽误胎宝宝的成长了，因为孕中期是胎宝宝生长发育的关键时期。在这时没胃口，一定要想办法改善。

改善饮食

准妈妈没食欲，很有可能是饮食不合口味。有些准妈妈喜欢味道厚重的食物，但孕后饮食必须清淡，胃口就会不好。既然不能放太多盐、味精烹调，就可以多选一些自身就带香味的食材，比如香菜、韭菜、香椿等，也可以放一些无盐的调味料如新鲜番茄汁、无盐醋渍小黄瓜、柠檬汁、醋、无盐芥末、丁香、肉豆蔻等增加饭菜的香味。另外，也可以把水果入菜，能够大大提高准妈妈的食欲。有些准妈妈本身饮食清淡，怀孕后则需要增加鱼、肉的摄入，准妈妈可能也会表现出没有胃口。这种情况，可以将鱼、肉与蔬菜等清淡食材混合烹调，也可以提高营养摄入的全面性。总之，只要让色香味都符合准妈妈的口味标准就可以了。

促进消化

有些准妈妈胃口不佳，主要是因为消化不良，吃下去的食物不消化，胃里没有空当，自然没胃口再吃东西。所以，胃口不佳

的时候，还要改善体质。一方面多运动，增加消耗量；另一方面吃一些有助消化的食物，比如山药、大麦茶、酸奶、橘皮茶等，可以帮助消化，慢慢就能有好胃口了。

此外，如果准妈妈的孕中期恰逢炎热的夏季，也会有食欲缺乏的问题，此时准妈妈要注意防暑降温，以防胃口不佳。

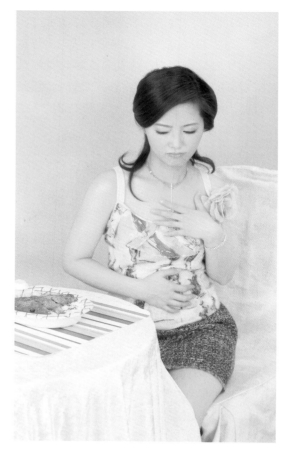

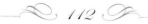
Part 6　第5个月　胎动，宝宝与妈妈的甜蜜沟通

本周日常护理

孕中期可有适度性生活

孕早期和孕晚期是严禁性生活的，而孕中期却相对安全。因为进入孕中期后，胎盘形成，胎宝宝进入了稳定期，此时羊水也有所增多，可以缓冲外界的刺激，所以威胁他安全的因素减少了很多，准妈妈和准爸爸的性生活，可以恢复了。而且，适度的性生活有益健康，还能使夫妻的感情升温。研究表明，在孕期有恩爱性生活的准爸妈生出的宝宝反应更敏捷，语言发育更早，身体也更健康。

孕中期性生活注意事项

需要提醒准父母的是，此时过性生活也不是肆无忌惮的，还是要时刻考虑到胎宝宝的安全，采用合适的方式方法才行。

首先，性生活的姿势要有所选择，以不压迫到准妈妈的腹部为准，一般女上位、后进式更适合。常规的男上女下的方式要避免，这样的姿势不但可能压迫到胎宝宝，还可能压迫到准妈妈背部的大血管。

其次，性生活的刺激要适度。由于全身血液增加，此时的准妈妈要比孕前敏感得多，如果刺激过度，引起子宫的强烈收缩，还是会影响到胎宝宝的。所以，包括乳房在内，刺激一定要适度和温和，避免猛烈的撞击和揉捏等。

再次，孕期的准妈妈抗病菌能力较低下，所以过性生活一定要做好局部清洁，之前、之后都要用清水清洗或者使用避孕套，减少感染概率。

在性生活中，要以准妈妈的感觉为重点，一旦不适，要马上停止。另外，如果准妈妈有异常的出血现象，或者有严重并发症、有自然流产和习惯性流产史，那么在整个孕期都应该避免性生活。

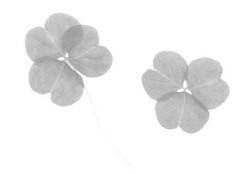

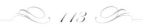
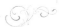

ξ 带宝宝一起去旅行吧

久静思动，经过孕早期3个月的静养，准妈妈一定特别渴望解除"禁足"，来一次旅行，让身心彻底放松一把。孕中期是个不错的时期，因为进入孕中期后，准妈妈和胎宝宝都比较稳定，是旅游的最佳时间段，不妨让准爸爸安排一次短期旅游，释放一下。

出门旅游前，最好能结合自己的身体情况，跟医疗人员做一个比较全面地沟通，充分听取医生的建议，然后再做出最后的决定。

不适宜前往的地方

1 传染病流行的地区、公共卫生条件和医疗条件差的地方应避免。

2 交通不方便的地方也不要选择。

3 高海拔地区氧气不充分，是不适合选择的地点；同样，潜水、洗温泉、爬山也不适合。

4 人多拥挤、空气不好的室内，过度刺激的旅游景点如电影院、悬崖等也应尽量避免。

适宜安排旅行的地方

出发前准爸爸应对目的地的安全情况和医疗资源做一个全面了解，那些卫生条件好、治安好、医疗资源充足的地方应该是这次短期旅游的第一选择，比如博物馆、美术馆、平原风景区等，就是比较理想的旅游场所。

选择安全的出行工具

应尽量选择平稳、颠簸少的交通工具，火车、大型游轮是比较好的选择；容易造成眩晕、呕吐的交通工具应该避免，例如长途汽车，如果需要乘坐飞机则要尽量选择宽敞、靠近走道的位置。

如果就在家附近，有条件的话也可以考虑自驾车。在途中，如果出现身体不适可尽快停车休息。

带够所需的物品

药品：口服的肠胃药、止泻药、外用的乙醇棉片、止吐药、碘附、外伤药膏、创可贴、清凉油等，要注意各种药品的使用最好能征得医生的同意。

食品：带上一些奶粉，在没有鲜奶的情况下，可以冲服。可准备些薄荷糖、果仁、葡萄干、甘草柠檬，甚至芝士、酸乳酪等，可慢慢咀嚼，能增加食欲，减少恶心的感觉。

其他：随身携带产前检查手册、保健卡、医生的联络方式、护垫等。

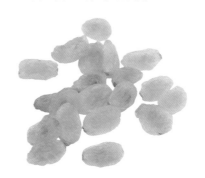

 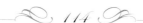

本周胎教课堂

ξ **准妈妈爱漂亮，更能营造好心情**

怀孕了，娇美的体形发生了很大的变化。有些准妈妈为此而痛苦、烦恼，认为自己失去了原有的苗条而丰满的身材，精力、体力都不如以前；又由于信心不足，有些准妈妈就不像以前那样顾及容貌了，其实大可不必这样。通过种种努力，准妈妈会变得更加美丽可爱，身体更加健康，精神更为舒畅。这会使腹中的胎宝宝处在一个安定、舒适的环境之中，对胎宝宝的发育是大有好处的，而且，这也是胎教的良好基础。

打扮自己会令自己心情舒畅

事实上，美容、穿衣也是胎教。美丽是每一位女性所追求的，姣好的容颜会给准妈妈带来许多欢乐。怀孕了，准妈妈也可以精心打扮，虽然你不再苗条和拥有美丽身段，但你完全可以变得更可爱。别忘了那句话："可爱的一定是美丽的。"

另外，打扮一方面是自娱的一种方式，对自己容颜、服装的关心会使准妈妈忘掉妊娠中不快的反应；另一方面，化妆会使准妈妈显得气色很好，准妈妈自己看了，心里也会舒服，别人看了，对你赞许几句，你也一定会很高兴的。

可见，打扮会使准妈妈保持自信、乐观、心情舒畅。因此，美容、打扮无论对准妈妈还是对胎宝宝都是很有意义的。

整洁是仪容美的关键

仪容美的关键在于整洁。准妈妈只要注意卫生，保持整齐，形象一定会大为改观的。由于激素的刺激和血液循环的加快，准妈妈的皮肤较以往会变得更加细腻红润，如

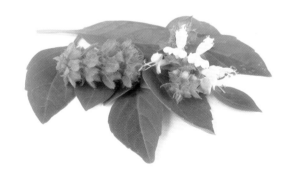

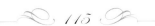

果以前额头上有皱纹，这时也会消失。你还会发现发质也比以前好得多。因此，准妈妈的美自有一番风韵。

多注意脸部的美容

到了孕中期，准妈妈的身体大多已经不再苗条。为了弥补体形上的不足，应该更加注重脸部的美容。

头发要梳理得整齐美观，头发要剪短一些，服帖一些，这样准妈妈那略显沉重的体形就会显得轻松了许多。也可以把头发梳成一种使头显得小巧玲珑、完全露出脖子的发型。化妆要仔细、自然。

由于腰身日渐粗大，质地太软、颜色灰暗、皱褶明显的衣料，准妈妈都不再适合穿着。紧身的衣裙、粗毛线衫或是耸肩缩领的衣服也不适合准妈妈穿着。在选择连裤袜时，可以穿与裙子颜色协调一致的，这样会显得身材修长。

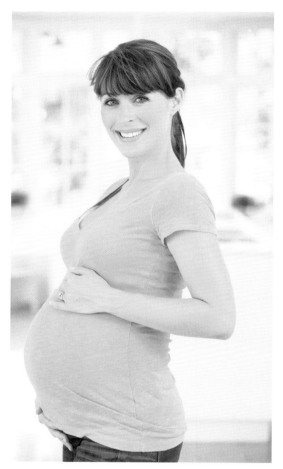

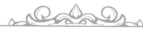

✄ 小贴士 ✄

怀孕几乎是每位女性一生当中都要经历的阶段。我们可以观察到身边大多数准妈妈分娩后不久就会像以前一样体态轻盈，姿容美丽。更重要的是，生育过的女性还会增添几分女性的成熟美。

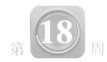

胎宝宝的发育

第 **18** 周

孕18周的胎宝宝身体长度大约为14厘米，体重约200克，下肢比上肢长，身体的总体比例更加协调，看上去很漂亮。

身体机能发育情况

大脑的发育仍在飞速进行，小脑两个半球正在形成。两个大脑半球在不断地扩张，扩张得逐渐接近小脑，神经元树突形成。此时的大脑具备了原始的意识。不过因为中脑还没有充分发育，所以大脑还不具备指挥肢体做出动作的能力，现在的动作都是无意识的。

胎宝宝的肺功能在此时也更加完善，开始了正式的呼吸活动，不过跟前兆呼吸时期的锻炼活动一样，进入肺部的是羊水而不是气体。羊水这时候的用处越来越多，吞下去的羊水一部分进入肺部练习呼吸，一部分还会进入泌尿系统形成尿液，一部分进入消化道，形成胎便等。所以，羊水不仅仅是保护胎宝宝，还是他练习各项本领的材料。

在18周的时候，如果是女宝宝，阴道、子宫、输卵管等已经各就各位；如果是男孩，他的外生殖器更加清晰。

能感觉到胎动了

随着身体发育的完善，胎宝宝更爱活动了，胎动逐渐频繁了起来。此时做B超，时机对的话，有可能会看到胎宝宝吮吸、吞咽、踢腿、滚动、伸手、抓脐带等动作。许多准妈妈这周能第一次感觉到胎动，准妈妈不妨记录下这个令人振奋的日子。

此外，胎宝宝的听觉能力越来越好，不但能听到准妈妈子宫里的声音，也能清楚地听到准妈妈说话的声音。这时是进行对话胎教的好时机，准妈妈如果经常跟胎宝宝说话，胎宝宝就会对准妈妈的声音逐渐熟悉，这种熟悉在宝宝出生后会有明显的体现。

本周营养关照

ξ 有效地饮食补钙

通过饮食补钙是最健康的方式，适当多选择高钙食物是非常必要的。

高钙食物推荐

食物类别	特点	食物举例
乳制品	钙质最好来源	干酪、炼乳、牛奶、酸奶等
海产品	含钙、含硒丰富	虾皮、虾米、紫菜、海带、海蜇皮等
豆制品	高钙、高蛋白、低脂	豆腐干、蚕豆、豆腐、绿豆等
坚果	含钙、不饱和脂肪酸	榛子、西瓜子、南瓜子、核桃仁、开心果等

避开影响钙质吸收的食物

有些食物会影响钙质的吸收，在安排饮食时需要引起注意，尽量避免：

1 含草酸的蔬菜，如菠菜、苋菜、竹笋等可与钙结合形成不溶性的沉淀，因此，应先用水焯一下，去掉涩味后再烹饪。

2 碳酸饮料不但会吸纳饮食中的钙及其他矿物质，还会消耗体内的钙，类似的还有咖啡、可乐、汉堡、炸薯条等高磷食物。

3 高盐饮食不仅会影响身体对钙的吸收，还可导致人体骨骼中钙的更多流失，因此孕期饮食宜低盐。

4 油脂类食物也会使钙的吸收率降低，因此食物不应过于油腻。

小贴士

适当的蛋白质，含有维生素D和镁以及酸性氨基酸的膳食有助于钙的吸收。

本周日常护理

ᏸ 令人激动的胎动

约在孕8周的时候，胎宝宝就已经在运动了，不过此时的胎宝宝较小，而且胎动动作非常轻微，所以准妈妈感觉不到。比较敏感或有怀孕经验的准妈妈在孕16周可以感觉到，大多数需要在18~20周的时候才能感觉到。

胎动的感觉

胎动最初的感觉很轻微，像鱼在游动或翅膀在扇动，有经验的准妈妈知道是胎动，没经验的准妈妈只当作胀气。慢慢地，胎动就会变得明显起来，当胎宝宝翻身的时候，因为动作较大，准妈妈可以感觉到下腹部有翻滚和牵拉的感觉，如果胎宝宝是四肢在运动，则会感觉到有拳打脚踢的感觉，有时候也会感觉到胎宝宝在颤动或蠕动，像是打嗝一样。较大的动作，可以从准妈妈的腹壁看出来，腹壁会这里突起来，那里凹下去地起伏。

太早关注胎动不必要

胎动在孕5~7月这段时间还不算太规律，比如在早上出现过几次，正当准妈妈热切盼望再次出现的时候，反倒又一动不动了，这时候准妈妈就会感觉不安。其实有的时候，只是胎宝宝的动作比较小，并不是没有胎动，而准妈妈感觉不到，就会误以为是没有胎动了。有时候突然在从来没出现过胎动的时间又胎动频繁，则会让准妈妈以为出了意外。关注不规律的胎动，只会增加准妈妈的精神压力。

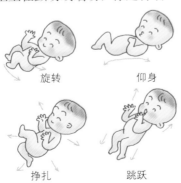

旋转　　仰身　　缩紧身体

打嗝

挣扎　　跳跃　　爬行

ξ 准妈妈情绪管理：化解工作压力

孕期坚持工作的准妈妈难免经常需要承受工作的压力，但准妈妈所承受的压力会直接传达给腹中的胎宝宝，不良情绪会影响到胎宝宝的发育。所以准妈妈要学会巧妙化解工作的压力。

合理安排工作

1 适度放低对自己的要求。有些准妈妈是工作狂，工作努力而要强，不能忍受自己任何的不完美。然而事实上，怀孕后准妈妈的精力和记忆力难免会有所下降，准妈妈要接受这个事实，不要对自己过度苛刻。

2 将工作内容进行分类，挑选其中比较重要的尽力做好，状态好时抓紧时间多做一些工作，提高工作效率。

3 和老板、同事建立良好的关系，愉快的办公室氛围也会让准妈妈心情轻松一些，必要时还可以请同事帮忙分担一些工作。

4 减少所关注的琐事的数量，对自己无法控制的事情就由它去，别给自己增添无谓的压力。

排解压力的方法

1 适度活动。不要连续地坐在那里工作，抽空起来走动一下，即使上厕所、喝水也会让准妈妈暂时得到放松。如果可能，吃完午饭后在单位附近散散步、晒晒太阳当然更好。

2 饮食减压。钾、维生素C、B族维生素、DHA等营养物质都是舒缓压力、愉悦心情的好帮手，准妈妈可以在饮食上多下点功夫，将香蕉、橙子等带入办公室，作为充饥零食，既营养又减压。

3 写日记减压。记孕期日记绝对是个可以抚平心绪的好方法，边想象胎宝宝的模样边记录下孕期的趣事和自己内心的感受，偶尔也可以将自己的小烦恼说给胎宝宝听，相信会让心情变得轻松愉快起来。

4 倾诉减压法。心理压力大时可以找好朋友聊聊天、发发牢骚，但不要经常这么做，因为过度的倾诉会强化负面的情绪。

5 "暴力"宣泄法。买一个可以减压的发泄玩具球随身携带，烦躁时就捏一捏或摔一摔它，让压力在"暴力"中得到释放。

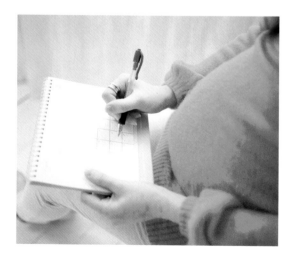

本周胎教课堂

♪ 听《梦幻曲》，感受清新与自然

《梦幻曲》是舒曼于1838年创作的一首钢琴曲。罗伯特•舒曼（Robert Schumann，1810—1856）是19世纪上半叶德国音乐史上最突出的人物，在他的艺术创作中深刻地反映出德国浪漫主义的特点。

作为其《童年情景》中的一部分，《梦幻曲》描写了儿童的快乐生活，表现了成年人对童年时光的回忆。这首曲子欢快动人，饶有情趣，具有动人的抒情风格和芬芳的幻想色彩，能使准妈妈和胎宝宝在不知不觉中被引入轻盈缥缈的梦幻世界。梦幻般的音符，娓娓动听中绽开一脸如花灿烂的微笑，枕着快乐和惬意，梦也沉醉。

听这首曲子，特别适合把音量调到若隐若现的状态。在优美动人的旋律中，准妈妈和胎宝宝会感受到清新与自然。准妈妈在给胎宝宝朗诵诗歌或者是讲故事的时候，也可以用这首曲子来配乐，意境再美不过了。

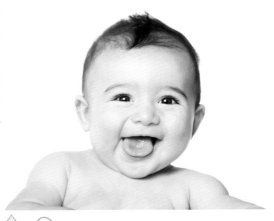

小贴士

如果你需要弯腰捡东西，在东西不太重的情况下，你可以尽量用腿力，避免使用腰力。方法是：弯下膝盖，保持背部挺直，抓起东西，然后伸直双腿拿起来。

Part 6　第 5 个月　胎动：宝宝与妈妈的甜蜜沟通

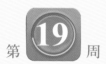

胎宝宝的发育

第 **19** 周

进入孕19周，胎宝宝的身体长度会达到15厘米，体重则可以达到240克左右。

身体机能发育情况

胎宝宝的整个消化器官有效运行，消化功能有了更大进步，十二指肠和大肠开始固定，胃逐渐增大了。此时胎宝宝仍然在不停吞咽羊水，锻炼消化功能。

在本周，大脑发育的重点发生了转移，神经元增加速度放慢，而神经元上的树突开始快速增加。树突可以将各个神经元连通起来，这样神经元之间的连通就迅速增加。神经元之间连通增加后，互相之间的信息传递就会变得多起来。树突的增加对大脑的发育来说，比神经元数量增加的意义更大。

此外，胎宝宝的大脑出现了一个重要的变化，就是各大感觉器官诸如味觉、嗅觉、触觉、视觉、听觉等都开始独立、分化出来，都在大脑中占据了专门的区域，开始分区域发展，因而大脑的功能越来越细化，越来越完善。

胎宝宝现在能够听到周围发生的事情，他能听到的声音主要有准妈妈的血液流过血管的声音、胃部消化的杂音，以及准妈妈说话的声音。研究显示，胎宝宝在学习分辨准妈妈与其他人的声音，并且很快会显示出对准妈妈声音的偏爱。

形成胎脂

在羊水里泡的时间长了，现在的胎宝宝又多了一层保护自己的措施——胎脂。胎脂是由皮质和脱落的上皮细胞结合形成的，呈白色，覆盖在胎宝宝的整个身体表面，将胎宝宝的皮肤和羊水进行了有效的隔离，避免被羊水过度浸润，同时也能保护皮肤不发生皲裂、硬化或擦伤等问题，同时还能为胎宝宝提供营养，并在出生时减少与产道的摩擦，起到润滑作用。胎脂的出现还能说明一个问题，就是胎宝宝的皮脂腺已经开始工作，能分泌皮脂了。

本周营养关照

科学地选择补钙制剂

要不要额外服用补钙制剂，应该根据准妈妈是否缺钙而定。如果准妈妈确实缺钙，通过饮食也无法满足钙摄入需求，那就应该配合医生指导服用补钙制剂。

目前市场上的钙补充剂种类繁多，有单剂也有复合剂，服用前最好先向医生咨询，配合做必要的检查，以确定哪类制剂更适合自己。

选购补钙制剂，首先要确认产品的安全性。合格的补钙制剂外包装会包含如下信息：厂家、厂址、生产日期、保质期、批号、批准文号等。如果信息不全，产品的安全性就可能存在问题。

目前市场上常见补钙剂有碳酸钙、葡萄糖酸钙、柠檬酸钙（枸橼酸钙）、乳酸钙、羟基磷酸钙以及各种氨基酸钙等。不同的钙源所含钙元素的量是不同的，碳酸钙中钙元素的含量最高为40%，柠檬酸钙为21%，乳酸钙为13%，葡萄糖酸钙为9%。

各类钙制剂的钙吸收率大致相同，因此选择补钙制剂不能单看吸收率，最重要的是看其中是否含有维生素D，以及制剂中的钙元素含量。

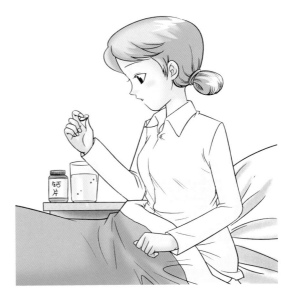

小贴士

准妈妈消化道内充分的食糜可促进钙的吸收，所以，钙剂应该在吃饭后不久服用，建议不要空腹服用钙片。

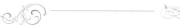

本周日常护理

ξ 预防妊娠高血压疾病

妊娠高血压是准妈妈特有又常见的疾病，多出现在孕5月以后，最主要、最明显的表现是高血压。单纯地血压升高还不是很严重，但是如果伴有水肿、蛋白尿等，就要警惕了，这可能引发子痫。子痫是妇产科严重疾病，一旦发生抽搐、昏迷、心肾功能衰竭，可导致母子死亡。子痫是妊娠高血压继续发展的后果，预防子痫就必须预防妊娠高血压。

哪类准妈妈易患妊娠高血压疾病

有些准妈妈比其他准妈妈更容易患上妊娠高血压。一般来说，以下几种准妈妈通常容易患妊娠高血压疾病：

1 初孕的、年龄小于20岁或大于40岁的准妈妈。

2 怀有双胞胎或多胞胎的准妈妈。

3 家族中有高血压遗传史的、对高血压易感的、有血管性疾病、肾病、糖脂代谢异常等疾病的准妈妈。

4 体重超标或营养不良的准妈妈。

妊娠高血压疾病的预防

妊娠高血压重在预防，那些被医生评定为患妊娠高血压疾病风险较高的妈妈，一定要注意以下几点：

1 重视产检。每次产检都会量血压，如果有异常可以及时发现，加强监测，能有效预防病情进一步发展。

2 要多关注自己的身体。每周增重超过500克或者出现不易消退的水肿或者水肿超过腰部以上，都要及时报告医生，及时处置。

3 要合理安排饮食。最重要一点是烹调的时候少放盐，每天摄入盐分不要超过5克。

一些调味料里含有盐分，准妈妈要注意，以免在不知不觉中多摄入了盐分。比如酱油中就含有较高的盐分，6毫升的酱油含有的盐分约为1克，烹调时要换算成盐分对待。

 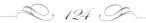

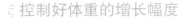
控制好体重的增长幅度

怀孕期间，准妈妈的体重会增加，体重增加的幅度在一定程度上也影响着准妈妈和胎宝宝的健康。如果体重增加不够，胎宝宝的成长就会受限制；增长太多，要么是胎宝宝成为巨大儿，造成难产，要么就积聚在准妈妈的体内，威胁准妈妈的健康。比如患上妊娠糖尿病、妊娠高血压等，所以准妈妈要控制体重的增长幅度，既不要太快也不能太慢。

孕期体重会增加多少

孕期体重增加来自两个方面：一个来自于胎宝宝，胎盘和胎宝宝最终重量会达到3750克，羊水也将达到1000克；另一个来自准妈妈自身身体的变化，比如乳房增重约1000克，子宫达到1000克，血液、体液增加各约2000克，各类营养物质理想增加值大约为3500克。当然，这是一个参考值，准妈妈的体重增加不可能完全按照这个数据来，只要不是太离谱就可以了。

体重增加量与孕前体重相关

孕期体重增加多少合适，跟准妈妈孕前的体重相关，可以参考BMI值来衡量。BMI为体重指数，计算方法为体重（千克）/身高（米）^{2}，BMI值小于18，在孕期增加12.5~18千克都为正常，BMI值在18~24之间的在孕期体重增加11.5~16千克为正常，BMI值在24以上的，体重增加7~11.5千克为正常，总体来说增长值在12.5千克左右为最理想，孕中晚期每周增加350~500克最好，在这个范围之外的都需要调整。

关注异常体重

体重增加一般都比较平稳，不能出现突然迅速增长或忽然下降、不增长的现象。准妈妈可以准备一台体重秤，每周测量一次，做成一个表格，体重增加情况就更明了了。测的时候，最好能穿同样的衣服，并用同一台秤，这样数据更准确。另外，产检要坚持做，一旦有体重异常，医生能够及时发现，会给准妈妈提出建议，准妈妈照做就安全多了。

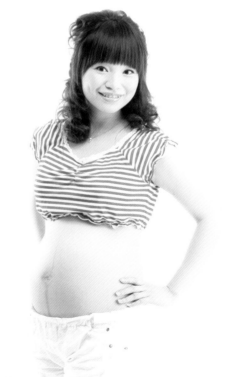

Part 6　第5个月　胎动，宝宝与妈妈的甜蜜沟通

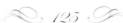

ξ 出现水肿怎么办

进入孕中期后，胎宝宝的体积不断增大，压迫到了骨盆静脉和下腔静脉，使得腿部的血液不能顺畅回流，部分的液体就渗透到了其他的组织中滞留下来，水肿就形成了。准妈妈可以试着用拇指按压小腿的胫骨，如果皮肤出现凹陷后不能很快地反弹回来，这就说明下肢已经水肿了。一般情况下，水肿都在孕晚期出现，不过有些准妈妈在孕5月以后就有水肿现象了。

正确护理

1 把脚垫高。下肢尤其是脚离心脏远，加上地球的引力作用，静脉血回流的动力很小，把下肢抬高，有利于将脚部的血液送回心脏，水肿也就自然而然会慢慢消失。

2 经常运动。运动是促进血液循环的好方法，不过准妈妈们不能做剧烈运动，散散步，或者在征询过医生的意见后适当游游泳，都是消除水肿的好办法。

3 坚持按摩。按摩能够促进血液循环、消除水肿。每天睡前，准爸爸可以坚持给

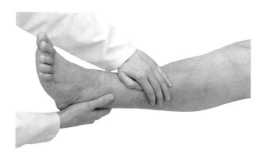

妻子做按摩，消除疲劳，预防水肿，准妈妈的睡眠质量也会有所提高。

4 衣着舒适。不要穿过紧的裤子和鞋袜，因为会导致身体血液循环不畅，引发水肿的可能。此外，腿部水肿会有轻微的胀痛，宽松的穿着有利于舒适透气。

饮食调节

1 饮食宜清淡。烹调用盐和含盐食物都不能多吃，以减少身体中液体的滞留。还有难消化的食物也是引起水肿的原因之一，如油炸食品，也要少吃。

2 冷冻食物不能多吃。冷食会影响血流速度，加重水肿。

需要就医的情况

孕期水肿是正常的生理现象，一般都出现在下肢。如果出现了下面的情况，就应及时就医：

1 水肿到了腰部以上，甚至手部都出现水肿，这就是病理性的了，可能是营养不良或者是妊娠高血压的表现。

2 体重在一星期之内猛增了很多。

3 水肿部位有刺痛和麻木感，或者干脆一点感觉都没有。

此外，经常出现身体水肿的准妈妈要多留心其他身体指标，因为孕期水肿也可能跟一些疾病有关。

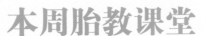

本周胎教课堂

朗读诗歌《要怀着希望》，提升自己的文化修养

　　和阅读一样，朗诵诗歌也是一个提升自己的文化修养的方式。一些经典的好诗都是经过时间筛选而来的，是诗人生命、生活、品格、思想的体现。我们读诗的时候，获得体验，获得共鸣，也就提升了自己的文化修养。

要怀着希望

西班牙　阿莱桑德雷·梅洛

你懂得生活吗？你懂。

你要它重复吗？你正在原地徘徊。

坐下，不要总是回首往事，要向前冲！

站起来，再挺起胸，这才是生活。

生活的道路啊，难道只有额头的汗水，身上的荆棘，仆仆的风尘，心中的痛苦，而没有爱情和早晨？

继续，继续攀登吧，咫尺即是顶峰。

别再犹豫了，站起来，挺起胸，岂能放弃希望？

你没觉得吗？你耳边有一种无声的语言，

它没有语调，可你一定听得见。

它随着风儿，随着清新的空气，

掀动着你那褴褛的衣衫，

吹干了你汗淋淋的前额和双颊，

抹去了你脸上残存的泪斑。

在这黑夜即将来临的傍晚，

它梳理着你的灰发，那么耐心，缓缓。

挺起胸膛去迎接朝霞的蓝天，

希望之光在地平线上已经冉冉升起。

迈开坚定的步伐，认定方向，信赖我的支持，

迅猛地朝前追去……

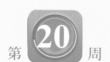

胎宝宝的发育

第20周

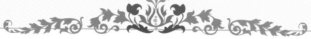

本周胎宝宝的身长为16~25厘米，体重250~300克。胎宝宝现在建立起了作息规律，时睡时醒。醒着的时候，可以在子宫里像鱼一样慢慢游动，或者做一些大幅度的动作；有时运动得太剧烈，还会让准妈妈晚上睡不好觉。

身体机能发育情况

消化道仍然在不断完善，胃内出现制造黏液的细胞，这些细胞在将来消化食物时都是必不可少的。消化道功能的锻炼也在继续，吞咽下的羊水经过消化后，聚集在肠道内，形成胎便，越聚越多。但此时，胎宝宝绝不会将胎便排出去，一直要等到出生后才排出，这样可避免胎便污染羊水。

这时，骨骼发育加快了，四肢、脊柱进入了骨化阶段。骨骼骨化对钙的需求非常大，准妈妈在此时一定要注意补钙，如果饮食中的钙不足，还要通过钙制剂补充。

胎宝宝的外形变化

孕20周的胎宝宝更加好看了，嘴变小了，两眼更靠拢了些，眼距不再那么大了。不过胎宝宝的鼻子还不太好看，鼻孔偏大，而且是朝天鼻。在此后的一段时间内，鼻尖仍在发育，以便让鼻孔朝下，改变朝天鼻的状况，不过这需要很长的时间。在宝宝出生后，他的鼻子也还有朝天鼻的味道，需要1~2年的继续发育才能完全改观。

胎宝宝具备的能力

胎宝宝现在特别喜欢中低频声音，准爸爸的声音正好具备这个特点，要多跟胎宝宝说话，而且胎宝宝的大脑在这个阶段有了记忆功能，多跟他说话，可以让他记住自己的声音。这样在他出生后，爸爸的声音也能对他起到安慰作用。

本周营养关照

排毒养颜，准妈妈的营养水果

怀孕期间，很多准妈妈会出现皮肤暗淡、长斑等一系列的问题，而且孕期尽量不用化妆品，那么，在怀孕期间吃什么水果能够排毒养颜呢？下面给爱美的准妈妈推荐几种可以改善皮肤状况的水果。

柑橘。柑橘富含柠檬酸、氨基酸、碳水化合物、脂肪、多种维生素和钙、磷、铁等营养成分。柑橘能使肌肤保持湿润，并抗氧化，起到一定的排毒美颜的功效，但柑橘的食用量每天不宜超过3个。

柠檬。除含有维生素C，柠檬还含有丰富的有机酸、柠檬酸。柠檬有帮助肺部排毒的作用，能够保证准妈妈整个孕期的健康，同时，柠檬还可以改善血液循环，令全身的排毒循环畅通运行。

大枣。大枣中含维生素C最多，还含有大量的葡萄糖和蛋白质。大枣具有调整血脉、解百毒的作用，有利于帮助孕期的准妈妈排除体内毒素，并补足气血，脸色看起来更加光泽、红润。

香蕉。含有膳食纤维和铁，能通便补血。香蕉丰富的膳食纤维，有利于促进肠胃蠕动，改善孕期便秘症状，从而起到一定的排毒养颜的功效。

猕猴桃。猕猴桃含有丰富的食物纤维、维生素C、B族维生素、维生素D、钙、磷、钾等微量元素和矿物质。猕猴桃中的维生素C能有效抑制皮肤内多巴醌的氧化作用，使皮肤中深色氧化型色素转化为还原型浅色素，干扰黑色素的形成，预防色素沉淀，保持皮肤白皙。但脾胃虚寒的准妈妈不可多吃，容易腹泻。

西红柿。西红柿具有保养皮肤、消除雀斑的功效。它丰富的西红柿红素、维生素C是抑制黑色素形成的最好武器。常吃西红柿可以有效减少黑色素形成。西红柿性寒，如果空腹食用容易造成腹痛，准妈妈要注意。

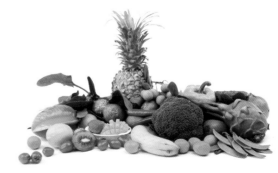

 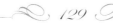

Part 6　第5个月　胎动：宝宝与妈妈的甜蜜沟通

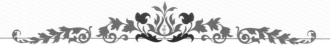

本周日常护理

₤ 调整心态，远离失眠烦心

怀孕后雌激素和孕激素的水平都会大大上升，这就会导致内分泌紊乱，而身体一时承受不了这些变化，就会发生一系列的问题，如失眠、烦心、头痛等。如果准妈妈恰好是思虑太多的性格，则更会导致睡眠质量差。所以，准妈妈要调整好自己的心情，利用一些小技巧，来提高睡眠质量。

让大脑放空

睡前精神要平稳、镇静，可以适当听听音乐、散散步，但不要做剧烈运动，也不要看惊悚、悲伤或搞笑类的影视剧或图书，这会刺激脑细胞，使准妈妈变得兴奋，不易入睡。缩短每晚看电视的时间，并定时上床睡觉。在睡觉前，准妈妈要强迫自己不去想任何事情，让大脑保持放空状态。

放松身体

每天晚上洗个温水澡或用热水泡泡脚，还可以让准爸爸帮忙按摩，准妈妈的身体得到放松，自然就能轻松入眠。另外，睡觉时要注意调整睡姿，养成侧卧的习惯，以促进血液回流，减轻心脏负担，从而提高睡眠质量。

创造良好的睡眠氛围

选择家里比较安静的房间作为卧室，并将卧室布置得温馨舒适，创造良好的睡眠氛围。如果卧室的灯光太亮，就可以适当地调暗一些；如果噪声太大，则可以挂上厚厚的窗帘或贴上隔音壁纸来隔绝噪声。另外，不要在卧室里放置电视，或者在床上看书、工作，这些都将成为入睡困难的影响因素。

睡前不要吃太饱

睡前2小时内不要再吃一些难以消化的食物，否则肠胃消化食物产生的气体会滞留在体内，影响睡眠，而且睡前饱食容易使脂肪囤积，造成肥胖。晚饭最好安排在睡前4个小时左右，不要吃得太饱。

温牛奶可助睡眠

睡前半小时喝一杯温牛奶。牛奶具有很好的安眠作用，它含有色氨酸和肽类两种催眠物质，能够促进大脑细胞分泌出使人昏昏欲睡的神经递质——五羟色胺，并能调节人体生理功能，使人感到全身舒适，而且还能解除疲劳。

¿ 职场准妈妈必备的舒适小道具

怀孕后还坚持上班会感觉到比较辛苦，不能像在家里那么舒服自在。可是只要花心思添置点小道具，准妈妈也能制造出一个舒适的工作环境，让职场生活轻松一些。以下是一些简单易行的方法：

折叠床

经过一上午的紧张工作，准妈妈通常会感到比较疲惫，而且随着胎宝宝的增大，长时间地坐着也会使腰背酸痛，所以准妈妈最好能中午小憩一会儿。有条件的话，可以要求单位给自己腾一间空余的小房间，准妈妈可以在房间里备一张折叠床。

一把舒服的椅子

长时间保持着坐姿会使准妈妈的背部感到疼痛，而一把舒服的椅子则可以使准妈妈避免这个问题。如果可能，最好是一把可以调节高度的椅子。把它设定好，最好是可以使膝盖弯曲呈90°。

小凳子

在办公桌前放一个小凳子或小木箱，坐下来工作时就把双脚搁在上面，可以有效缓解小腿水肿。凳子的高度可以自己选择，以感觉舒适为宜，如果高度不够，也可以在上面垫几本书。

靠垫、小木槌

将一个柔软的靠垫放在椅背上，这样靠在上面工作就舒服多了。久坐或久站容易腰酸背痛，用小木槌敲敲打打有助于减轻肌肉疲劳。

小风扇

夏天，准妈妈可以买个小风扇摆在办公桌上，就可以安然度过整个夏天了。不但实用，而且还能将办公桌装点得活泼可爱，一举两得。

暖手鼠标垫

在寒冷的冬天操作鼠标和键盘，经常会感觉手部冰凉，准妈妈可以为自己备一款暖手鼠标垫。只要将上面的USB接口插在电脑主机上，一会儿就变得暖烘烘，手放在上面一点都不会凉了。

小毯子

夏天如果办公室的空调温度太低，将小毯子盖在身上可以避免受凉；到了冬天，将它盖在腿上或披在身上，就可以防寒保暖了。

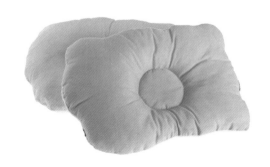

本周胎教课堂

ξ 和胎宝宝一起捏个泥娃娃

　　教准妈妈捏一个可爱的小娃娃，可以给孕期生活增添不少情趣。

　　需要准备的东西：一些彩色橡皮泥。

　　手工步骤：

1 用黑色的橡皮泥捏出娃娃的头发、眉毛、耳朵、圆圆的小眼睛和嘴巴。

2 用肉色的橡皮泥搓一个小圆球做娃娃的头部，然后粘上头发、眉毛、耳朵、眼睛和嘴巴。

3 用红色的橡皮泥搓一个大一些的圆球做娃娃的身体部分，将上面搓尖。

4 在身体尖的部分插上火柴棒或者是牙签，然后将头部插上固定住。

5 稍做修整，安装完成。

小贴士

　　现在市面上有很多教宝宝做手工的图画书籍，能帮助我们制作完成更多丰富有趣的工艺娃娃。准妈妈如果有兴趣的话，可以买一本回来参考练习。

泥娃娃

泥娃娃，泥娃娃

泥呀泥娃娃

也有那眉毛也有那眼睛

眼睛不会眨

泥娃娃，泥娃娃

泥呀泥娃娃

也有那鼻子也有那嘴巴

嘴巴不说话

她是个假娃娃

不是个真娃娃

她没有亲爱的爸爸也没有妈妈

泥娃娃，泥娃娃

泥呀泥娃娃

我做她爸爸我做她妈妈

永远爱着她

　　准妈妈一边做的时候可以一边向胎宝宝做介绍：现在在捏娃娃的哪个部位，娃娃的头发是什么颜色等，让腹中的胎宝宝也对这个泥娃娃有个初步的"印象"。

Part 7

第 6 个月

（21~24周）

跟胎宝宝的初次相见

Gen Tai Bao Bao De Chu Ci
Xiang Jian

宝宝长得到底是像自己还是像他爸爸？纠结了6个月的问题总算有答案了。隔着肚皮拍的相片虽然像素不够高，但第一次看到宝宝肉嘟嘟的小手小脚、清晰的眉目，是不是让你的心都融化了？

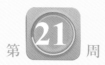

第21周 胎宝宝的发育

孕21周的胎宝宝身体长度大约18厘米，体重在300~350克，从这个时候开始胎宝宝的体重还会大幅度地增加。

身体机能发育情况

胎宝宝身体的基本构造进入了最后完成阶段，心跳声规律有力，只要方法正确，用听诊器就可以清楚地听到胎宝宝的心跳声了。胎宝宝的大脑发育仍在继续，大脑褶皱出现，小脑后叶开始发育，并且出现了海马沟。

胎宝宝的外形变化

从外形上看，现在的胎宝宝已经像一个新生儿了，头部已经接近完美，鼻子、眼睛、眉毛、嘴、耳朵都已经各就各位，每一个部分都位置正确、形状完整、清晰可见，身体比例也更加和谐，头部只占到整个身体的1/4，比起前段时间头部占到整个身体的1/3进步非常大。

胎宝宝的能力

胎宝宝的听觉能力也在不断提高，能够听到准爸爸和准妈妈的声音了，不妨多跟胎宝宝聊聊天，讲讲故事。此外，外界比较大的、突然的声音可惊扰到他，用力关门的声响、瓷碗打碎的声音、夫妻之间的争吵、电话的铃声都有可能惊醒正在睡觉的胎宝宝，出现最猛烈的胎动，要尽量避免出现这样的情形。

此时子宫内的空间比较大，所以胎宝宝的活动幅度较大，踢腿、屈体、伸腰、滚动等动作都做得不错，还会把手举起来放到嘴里吮吸。活动频率也较高，这种运动幅度和频率会一直持续，直到孕后期胎宝宝长得充满子宫后，运动才会减少。

另外，提醒准妈妈一点，胎宝宝现在对胎盘的依赖非常强烈，准妈妈现在一定不要接触烟酒，以免导致胎盘供血不足，影响胎宝宝身体或智力发育。

本周营养关照

妊娠糖尿病的饮食管理

有时候尽管准妈妈很努力地去预防了，但还是会发生妊娠糖尿病，也不必因此太苦恼，到了产后，多数妊娠糖尿病都会消失。孕期只要遵医嘱，并稍微严格一些控制自己的饮食即可。

患妊娠糖尿病的准妈妈在饮食上要格外注意以下几点：

1. 控制糖类的摄入量，这是预防糖尿病的关键，也是患糖尿病之后要严格控制的。

2. 主食宜选择纤维含量高的食物，如糙米、五谷饭、全麦面包等，同时搭配一些根茎类蔬菜，如土豆、芋头、山药等。

3. 多吃含优质蛋白质的食物，如鸡蛋、瘦肉、鱼类、豆制品等。但再好的食物也不能一次吃太多，蛋白质类食物虽然不含糖，但进入人体后同样可以转化成糖，只是时间问题，大概在3个小时左右。

4. 少食多餐，一次进食大量食物会造成血糖快速上升，可以在三餐之间，适当各加餐一次，三餐比例分配为10%、40%、30%，加餐比例分配为10%、10%。

降血糖不能不吃主食

不少人认为，要控制热量的摄取，达到降血糖的目的，就必须少吃主食。其实，降血糖主要依靠控制总热量与脂肪，除了甜食外，油脂也是妊娠糖尿病准妈妈要注意控制的。不只是动物油脂，植物油也不可以随便吃，做菜用的油脂均属于高热量食物，用得多了很容易引起每日总热量超标，消耗不完的剩余热量会直接导致血糖上升。

而主食中虽含较多的复合碳水化合物，它是人体活动所需能量的良好来源，但升血糖的速度比糖分和油脂类食物都要慢，应该保证吃够量，每天的摄入量不能少于150克。

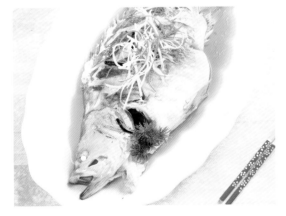

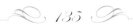

本周日常护理

坚持睡午觉

为了给胎宝宝创造一个良好的环境，一定要保证充足的睡眠时间。准妈妈的睡眠时间应比正常人多一些，每晚最少8~9小时，每日午间最好也能保证1~2小时的睡眠时间。一上午的活动可能让准妈妈感觉劳累了，劳累的时候人容易心情烦躁、情绪不稳，如果在吃过午饭后，能好好睡个午觉，哪怕只有10分钟，也可以让准妈妈恢复精力、平复心情，所以在孕期要保证睡午觉。

职场准妈妈要创造条件午睡

在职场的准妈妈，要设法找个可以睡午觉的地方，公司里有休息室再好不过，自己备一张折叠床、一条毛巾被、一个抱枕，吃完饭就可以到休息室睡个午觉了。

如果没有休息室，就要看看会议室、会客室等是否能利用一下，比如将会议室的长椅拼接起来当床；会客室的长沙发也很不错，跟负责这些地方的同事打个招呼，就可以在这里午睡了。如果实在没有这样的地方可以利用也要睡午觉，用闲置的椅子或凳子将脚垫高，上身靠着椅背眯一会儿就可以了。

如果公司实在没有地方可供午睡，准妈妈可以考虑在离公司最近的地方租一间房子，供中午休息之用。

要提醒准妈妈的是，午睡不能趴在桌子上，一方面会压迫到腹部，另一方面眼睛受压过大，而且趴桌子上睡觉会使脑部供血不良。

赋闲准妈妈要保持规律作息

赋闲在家的准妈妈睡午觉的条件就好多了，随时都可以睡。但也容易发生问题，要么因为准妈妈没有上班的压力，早上能够多睡一会儿，到了中午没有睡意，不睡了；要么就是睡午觉睡得太多，一睡三四个小时，这都不太好。

人每天的正常睡眠时间是8小时，准妈妈应该保证晚上睡9小时，中午睡1小时左右，养成习惯后，就不要随便改变。所以，建议准妈妈无论早上还是午睡都不要赖床，坚持有规律的作息，睡醒了就床。

准妈妈坐飞机注意事项

准妈妈由于工作或别的原因，有时候会需要搭乘飞机出行，那么，准妈妈到底能不能乘坐飞机呢？

孕中期可适当乘飞机

怀孕中期属相对稳定时期，孕吐的现象已经过去，流产的风险也低。因此准妈妈在身体健康的情况下，可以和其他旅客一样乘飞机旅行。为防患于未然，最好征求妇产科医生意见，进行孕期各项检查，并将自己的体检报告随身携带。

各航空公司对准妈妈乘坐飞机都有一定的规定，一般来讲都允许孕27周以前的准妈妈乘坐，孕28~36周的准妈妈要有医生证明才能乘坐，怀孕36周以后就会拒绝乘坐了。

准妈妈乘飞机注意事项

1 因为各航空公司规定不尽相同，坐飞机前，最好先打电话问清楚细节问题。如果需要医生出具证明，就要弄明白对出证明的医生和医院有什么要求，对医生证明的具体内容有哪些等。一般来说，医生证明内容应包括怀孕周数（在36周以上的还要注明预产期）、旅行的航程和日期、是否适宜坐飞机、坐飞机需要提供何种特殊照料等。这个《证明书》，应在乘机前72小时内填写，必须有医生签字和医院盖章才有效。

2 坐飞机需要经过安检，准妈妈对其安全性也有疑虑，事实上这点倒是安全的。

安检门和手持金属探测器所发射的是磁力线，对人体没有明显危害。检查行李用的X射线，已经用铅板做了隔离，对胎宝宝几乎不会产生不良影响。如果准妈妈着实有疑虑，还可以要求安检人员贴身检查，这样就可以不用仪器了。

3 为保证旅途更安全舒适，准妈妈可以选择靠近过道的座位，方便起身活动；在飞机上每隔1小时走动一下，让下肢血液循环畅通；穿宽松、柔软的衣服，注意保暖；在背后放个小枕头，以缓冲颠簸。

4 在旅途中一旦发生产科急症，如不明原因的腹痛、阴道出血、宫缩、阴道大量排出水样液体（羊膜破裂）、阴道排出组织或血块，应及时报告乘务员，请求帮助。

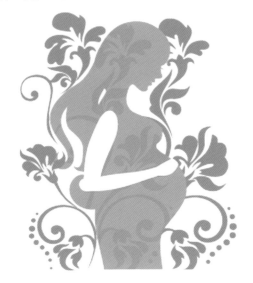

本周胎教课堂

用英语和胎宝宝交谈

由于胎宝宝对声音已经具有了记忆的能力，因此，准妈妈如果在怀孕的时候经常与胎宝宝说英文，效果会更好。

跟胎宝宝说一些简单的英语

准妈妈可以讲一些很简单的英语，例如："This is Mommy""It's a nice day""Let's go to the park""That is a cat"，将自己看见、听见的事情，以简单的英语对胎宝宝讲述。此外，还可以用已经替胎宝宝取好的名字与其进行"交谈"，例如："Lisa，I am your Mommy and I love you so much！""Johnny，you are my lovely baby and I will try to give you anything that you like！"

口语不好的准妈妈可以借助音像制品

有的准妈妈觉得自己的英文能力有限、发音不够标准，或者觉得在"非英语为母语"的环境中实行英语胎教有一定困难，那么也可以选择一些句型简单、内容健康、重复性高的英文音像制品，借助它有趣的内容、清晰的发音、活泼的气氛，同样可以起到很好的效果。

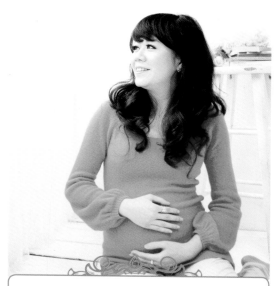

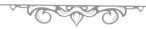

小贴士

除了英语，准妈妈用方言（比如上海话、广东话）和胎宝宝说话，也可收到异曲同工的效果。因为胎教的作用，就是让胎宝宝及早对身边的声音有所认识。

 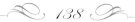

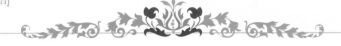

胎宝宝的发育

第22周的胎宝宝现在身长为19~22厘米，体重350~400克。在这个时候的胎宝宝体重开始大幅度地增加，身体比例也比较协调，看上去已经很像小宝宝的样子了。

身体机能发育情况

宝宝身体内部的发育仍然在悄悄进行，此时，恒牙牙胚在慢慢发育，牙尖出现在了牙龈内，长恒牙的准备已经做好。恒压牙胚发育的同时，乳牙也在发育，乳牙的牙尖也已经出现了。恒牙和乳牙的发育需要钙质，所以准妈妈不要中断补钙。

本周，胎宝宝的生殖系统有了新的发展。如果是个男宝宝，他的精巢已经形成；如果是女宝宝，她的阴道中间会形成中空，从形态上更接近成人。

胰腺现在处于稳步地发展当中，这个腺体对人体来说有着重要的作用，它担任着内分泌和外分泌的双重责任。

胎宝宝的肺里面，"呼吸树"的"分枝"和负责分泌表面活性剂（一种有助于肺部肺泡膨胀的物质）的肺部细胞正在发育。有意思的是，现在的胎宝宝还会咳嗽呢。当他咳嗽时，准妈妈会感觉到腹中有什么东西在敲打。

胎宝宝的外形变化

此时的胎宝宝皮肤红而多皱，看上去就像一个小老头，整个身体都皱皱巴巴的，因为他的皮下脂肪还没有充分发育起来，非常薄，只占到全身重量的1%，皮肤撑不起来，就显得多皱。皮下脂肪会不断蓄积，不过还需要较长的一段时间，才能将皮肤绷紧。到时胎宝宝就会呈现出光滑、圆润的可爱模样了。皮下脂肪的蓄积不但使胎宝宝圆润，还会让体重迅速增加。

胎脂仍然覆盖在皮肤表面，使宝宝看上去滑滑的。这层胎脂要在出生后几天内才会消失，有一部分被宝宝自身吸收，还有一部分被衣服摩擦脱落，当然，太厚的地方比如腋下的胎脂还需要爸爸妈妈帮他擦掉。

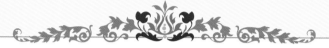

本周营养关照

ᵋ 补钙后为什么小腿还抽筋

有些准妈妈在孕期一直坚持补钙，却仍然有小腿抽筋的现象，这往往是补钙方法不正确导致补充的钙剂没有被身体吸收造成的。

正确的补钙方法

1 正确选择钙剂。就种类来说，碳酸钙补钙效果最好，其中的钙元素含量在所有钙制剂中是最高的；葡萄糖酸钙的钙元素含量最低，可不选；而有些钙制剂是用贝壳烧制的，属劣质产品，含有有害重金属，要注意剔除，不要购买那些非正规厂家的产品。另外，有些复方钙制剂含有维生素D，吸收效率较高，可以购买。

2 少量多次补充效果好。比如每天喝牛奶500毫升，分成2~3次喝，补钙效果比1次性服用效果好；若是钙制剂，可以选择剂量小、每天需多次服用的品种。

3 选择最佳的补钙时间。血钙浓度在后半夜和早晨最低，因此，在睡前30分钟补充，吸收效率最高。

4 钙容易与食物中的植酸和草酸相结合形成难以吸收的钙化物，如果补钙的同时食用了这些食物，钙的吸收率就会受影响。所以在饭前、饭后不要立即服用钙制剂或喝牛奶，一般在每两餐之间补钙最合适。

5 磷酸、钠会排挤体内的钙，所以含有大量磷酸的碳酸饮料、可乐、咖啡、汉堡包最好不吃，含钠的盐要适当少吃。脂肪酸和钙结合也可形成钙化物，准妈妈也不能吃太多油脂类的食物。

其他原因引起的抽筋

需要注意的是，准妈妈小腿抽筋并不一定就是缺钙引起的，比如受寒也会引起抽筋，夏天在空调房里很容易受凉导致气凝血滞，所以一定要注意保暖。

长时间保持一个姿势也会压迫神经和血管导致抽筋，所以，准妈妈要经常活动身体，不要总保持一个姿势。

此外，穿过紧的鞋子和裤子、睡觉时把被子捂得紧紧的，都会使小腿过度紧张，也会使脚底肌肉紧绷，而紧绷的肌肉是最容易引发抽筋的。

 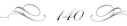

本周日常护理

ξ 孕期注意个人卫生

注意个人卫生是预防各种疾病的最基本的措施，孕妇更要注意自己的个人卫生。

认真刷牙。怀孕的时候，孕妇容易出现牙肉肿胀、出牙血、蛀牙等情况。三餐后要彻底刷牙，注意用柔软的磨毛牙刷。如果有牙齿损坏及早修补，看牙医的时候一定要先告诉他，你已经怀孕。

淋浴为好。怀孕期间每天沐浴，以淋浴为好。穿棉质内裤，以防感染。

保护初乳。怀孕28周时乳房开始胀大，有静脉显露，乳头也会增大，颜色变深。这时候，要用有足够承托力的内衣，也不要紧压乳头。如果准妈妈预备用母乳哺乳，而乳头是凹陷的，每天沐浴时，用手指把乳头轻轻向外牵引，反复做。或请教医生后，用真空吸引的仪器，帮助乳头突出。

需使用润肤乳。在28~36周，初乳出现后，准妈妈沐浴完毕，挤出少量乳汁，涂在乳头周围皮肤上。干后就形成薄膜，它的滋润效果比任何护肤品都好。

不要用力擦洗乳头。否则易使乳头皮肤干燥，容易损裂。

不要按摩乳房。产前做乳房按摩，有可能成为早产原因之一。

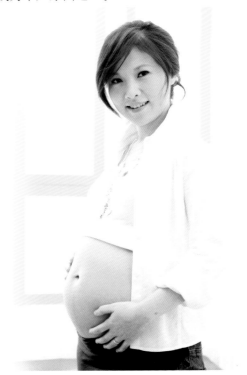

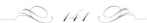

ζ 准妈妈做家务要适度

准妈妈适当做些家务，不仅能锻炼身体，整洁干净的家居也能让准妈妈身心愉悦。但准妈妈做家务一定要适度，千万不能勉强自己。

孕期做家务要量力而行

那些平时对家务精益求精的准妈妈要认识到，怀孕后的身体灵活度和体力大不如孕前了，不要在家务方面要求太严格。比较好的方法是将家务细分，每天完成一部分，几天一循环，基本保持整洁就可以了。

家务繁多，单靠自己可能完成不了，这时候准妈妈要懂得动员全家来帮忙，将那些完成不了的家务分配出去。

做家务的时候，要慢慢来，不要想着一口气做完，累了就休息一会儿，过程中要多关注胎宝宝，不要尝试危险动作，不要压迫或拉扯到腹部。如果突然出现腹部阵痛，要马上停下动作，卧床休息。休息后仍得不到缓解，尽快就医。

做家务时，尽量不要使用化学用品。厨房墙壁、器皿上容易粘油烟而难以清洗，准妈妈可以用类似锡箔纸类的美化贴纸贴到墙上，想要清洁墙壁时，只需将纸撕掉，就可以轻松又方便地达到清洁效果了。排油烟机的清洁也是同样道理，准妈妈可以购买滤网，将其整面铺上，如果油烟很多时，只需撕掉换张新的就可以了。

有些准妈妈不适合做家务

1 体态臃肿、灵活度不够的准妈妈做家务容易滑倒或受伤，应尽量避免做家务。

2 医生告知有先兆流产、早产预兆，或是做试管婴儿的准妈妈，都需要卧床休息，不要做家务。正在活动性出血或出现破水的，也都要卧床休息。

3 做家务过程出现呼吸急促，每分钟超过30次的，心跳加速每分钟超过100次的准妈妈，应立即停下手头的活，卧床休息。

做完家务后，准妈妈一定要适度休息。休息时尽量把双脚抬高，比如坐着时腿脚放在椅子上，躺着时双腿下垫枕头等，能避免太疲劳而发生脚部抽筋或水肿。

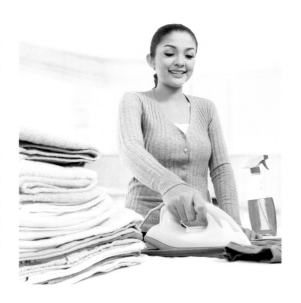

本周胎教课堂

ξ 《仙人世界》

这首诗是泰戈尔所作，以一个孩子角度来看自己眼中的世界，借传说中的皇后、公主等形象，写出在孩子的心目中，自己的母亲就像这些仙人一样美丽动人。

仙人世界

如果人们知道了我的国王的宫殿在哪里，它就会消失在空气中的。

墙壁是白色的银，屋顶是耀眼的黄金。

皇后住在有七个庭院的宫苑里；她戴的一串珠宝，值得整整七个王国的全部财富。

不过，让我悄悄地告诉你，妈妈，我的国王的宫殿究竟在哪里。

它就在我们阳台的角上，在那栽着杜尔茜花的花盆放着的地方。

公主躺在远远的隔着七个不可逾越的重洋的那一岸沉睡着。

除了我自己，世界上便没有人能够找到她。

她臂上有镯子，她耳上挂着珍珠，她的头发拖到地板。

当我用我的魔杖点触她的时候，她就会醒过来，而当她微笑时，珠玉将会从她唇边落下来。

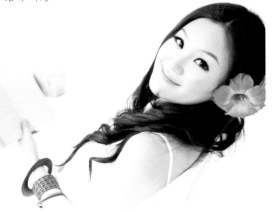

不过，让我在你的耳朵边悄悄地告诉你，妈妈，她就住在我们阳台的角上，在那栽着杜尔茜花的花盆放着的地方。

当你要到河里洗澡的时候，你走上屋顶的那座阳台来吧。

我就坐在墙的阴影所聚会的一个角落里。

我只让小猫儿跟我在一起，因为它知道那故事里的理发匠住的地方。

不过，让我在你的耳朵边悄悄地告诉你，妈妈，那故事里的理发匠到底住在哪里。

他住的地方，就在阳台的角上，在那栽着杜尔茜花的花盆放着的地方。

小贴士

全诗充满了童心童趣以及对母亲真挚的爱。从孩子描述的美丽景致中，准妈妈很容易联想起纯真可爱、想象力丰富的孩子形象，这是令准妈妈快乐的事情，也是令胎宝宝快乐的事情。准妈妈不妨为胎宝宝多读一读这首诗。

笛子曲：《喜相逢》

笛子既能奏出欢快华丽的舞曲和婉转优美的小调，又能表现辽阔、宽广的情调，同时也可以演奏悠长、高亢的旋律，甚至可以表现大自然的各种声音，比如模仿各种鸟叫等，演奏技巧十分丰富。和胎宝宝一起听听这首喜庆的笛子曲吧。

《喜相逢》——锦上添花的音乐

这首《喜相逢》的乐曲音乐形象生动，具有浓厚的乡土气息。它通过极其传统的、较夸张的演奏技法，表现了亲朋久别重逢、全家团聚时的欢乐情景。在笛子清脆而圆润的乐音中，跳跃的音符会引领你进入欢欣喜悦的情绪中。

了解笛子的历史

笛子是由一根竹管做成的中国传统乐器，它的历史非常悠久。早在汉武帝时，笛子在当时的乐器中就占有非常重要的地位。到了10世纪，随着宋词元曲的崛起，笛子成了伴奏吟词唱曲的主要乐器。即使在现在，在民间戏曲以及少数民族剧种的乐队里，笛子也是不可缺少的乐器。

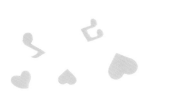

第23周

胎宝宝的发育

孕23周的胎宝宝可以算作是很健壮了，体重已经到了400克左右，有少数可能还会达到450克，身长变化不大，大概20厘米左右。

身体机能发育情况

本周胎宝宝的骨骼和肌肉都已经初具规模，身材比例也很匀称。在本周，宝宝肺部的血管开始形成，呼吸系统正在快速的建立之中，羊水吞咽的练习仍然在一刻不停的持续中，呼吸能力就在这吞咽练习中不断增强。

在这个阶段，特别可喜的一个发育成果是胎宝宝的视网膜形成了，因此他具备了微弱的视力。在大约孕26周的时候，宝宝的眼睛就会睁开，到时候他会努力观察子宫内的情况，并感受到来自外界的光照。不过因为子宫里的空间较小，所以胎宝宝的视力范围也小，只能看到正前方30厘米以内的事物，要等出生后才会随着视野的不断扩大而逐渐接近成人的视力。

胎宝宝的听力现在已经很不错，对声音很敏感，喜欢轻柔、舒缓的声音，不喜欢激烈、粗暴的声音；听到摇滚乐会反应剧烈，变得烦躁；听到轻音乐则会安静下来。准妈妈可以通过听不同的音乐，观察胎宝宝的反应。胎宝宝此时开始记忆声音，子宫里的声音他都能记下来。有人做过实验，出生后的宝宝如果烦躁不安，给他听录下来的胎心音，他很快就能安静下来。

胎宝宝的外形变化

本周胎宝宝的皮下脂肪仍然不多，胎宝宝则整体上仍然维持红而多皱的状态。不过随着体重的增加，多皱的状态就会改变。此外，胎宝宝的嘴唇、眉毛和眼睫毛已清晰可见，变得非常漂亮了。

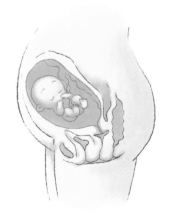

 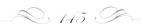

Part 7 第6个月 跟胎宝宝的初次相见

本周营养关照

ε 准妈妈要学会吃粗粮

有些准妈妈不爱吃粗粮，觉得口感粗糙，也有些准妈妈拿粗粮当主粮，这都是不对的。粗粮细粮营养成分各有不同，最好的方法是搭配着吃。

吃粗粮的好处

我们平时吃的大米白面经过加工，B族维生素流失很多，而粗粮中含有较多的B族维生素，正是准妈妈所需要的。另外，粗粮的纤维素含量比较丰富，适当食用能有效预防便秘。研究还表明，进食粗粮后，人体血糖变化较小，有利于控制血糖，患有妊娠糖尿病的准妈妈合理食用尤其有好处。所以准妈妈不宜顿顿精米精面，五谷杂粮都要吃一些。

吃粗粮宜有度

粗粮的种类很多，包括玉米、小米、杂豆、荞麦、燕麦、红小豆、绿豆等五谷杂粮，另外有些加工程度较低的米、面也算粗粮。

吃粗粮有好处，但并不是吃得越多就越有益。因为粗粮比较难消化，吃多了容易引起消化不良，而且摄入太多，人体对蛋白质、脂肪和微量元素的吸收都会受影响，容易导致营养不良。《中国居民膳食指南》建议，准妈妈吃粗粮每天要控制在50克以内，不要超量。

粗粮细粮搭配吃

准妈妈的饮食讲究营养均衡、粗细搭配、荤素搭配，粗粮毕竟口感粗糙，难以下咽，所以不宜单独食用。把粗粮和细粮结合起来，比如把豆类和大米混合、小米和大米混合煮成粥，牛奶加入麦片中做成麦片粥，黄豆和玉米磨成粉熬成糊，或者跟面粉一起蒸馒头或者做面条，或者把玉米面和蔬菜混合做成菜团子等，就可以实现粗粮细吃，不但风味好，而且营养全。

此外，吃粗粮的时间最好安排在白天，因为粗粮难以消化，夜里肠胃蠕动较慢，消化能力弱，粗粮会增加消化负担。

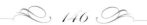

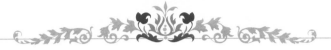

本周日常护理

准妈妈妊娠瘙痒症

准妈妈在孕6~7个月的时候，可能出现皮肤瘙痒的现象。大多数的皮肤瘙痒是正常的生理现象，跟体内激素水平的变化有关，这种情况下的瘙痒对胎宝宝没有太大的影响。但也有一种瘙痒叫妊娠胆汁瘀积症，这时候准妈妈就应引起警惕了。

瘙痒时怎么办

瘙痒虽不是病，痒起来却非常人所能忍受。准妈妈平时应做好防护工作，以减少瘙痒的困扰。

1 瘙痒出现时，准妈妈尽量不要抓挠，可能越抓越痒，一旦抓破，发生感染会更麻烦，如果实在无法忍受，可咨询医生用药。

2 不要刺激皮肤。洗澡时不要用太热的水，最好不要使用香皂或沐浴露，洗完澡后应立即用干毛巾擦拭干净。穿棉质透气的衣服，不要穿化纤类的，衣服不要太紧绷。

3 饮食清淡，少吃刺激性食物。不要吃辣椒、韭菜、大蒜、海鲜等，多吃新鲜蔬菜、水果，多喝水，并保持心情舒畅和排泄通畅，这样皮肤瘙痒的症状就可以略微缓解。

警惕妊娠胆汁瘀积症

妊娠胆汁瘀积症是只有准妈妈才会发生的特殊病症，准妈妈中会有2.3%~3.4%发生此病。皮肤瘙痒是首先出现的症状，大多发生在孕28~30周，但最早在孕12周即可发生。随着孕期的进展，皮肤越来越痒，以躯干及下肢为主，严重者可波及全身，夜间尤甚，影响睡眠，瘙痒难忍时抓痕累累。

妊娠胆汁瘀积症对胎宝宝的威胁是很大的，严重时可导致胎死腹中的后果。异常瘙痒和正常瘙痒有比较明显的区别，正常的妊娠瘙痒一般都集中在腹部，而异常瘙痒，瘙痒感觉可遍布全身皮肤。

另外，患妊娠胆汁瘀积症的准妈妈眼结膜或皮肤可见黄疸出现，并伴有呕吐、恶心等症状。

不管是否正常瘙痒，产检的时候，准妈妈都应该告诉医生，医生会判断是否需要做妊娠胆汁瘀积症的相关检查，如果结果异常，需要入院治疗。

预防腰背酸痛

随着怀孕时间增加，体内激素的改变，特别是孕激素的影响，使得骨盆关节韧带松弛，引起耻骨联合轻度分离，导致关节的疼痛。再加上子宫向前增大，逼迫着准妈妈挺起身子，头和肩向后，腹部往前凸，腰也往前挺，时间久了就会引起腰背酸痛了。准妈妈要学会保护好腰背部，预防腰背酸痛。

如何预防腰背酸痛

1 注意睡姿。准妈妈不要睡太软或太硬的床，睡上去背部可以平贴床面是最好的。如果是侧卧，两腿间夹个枕头，后背垫个枕头；如果是平躺，膝下垫个枕头；头部枕着的枕头不要太高或太低，头颈部能尽量平直或下颌稍微内收都比较好。

2 选择有扶手和靠背的椅子，坐时背部、腰部要紧贴椅背，臀部尽量往后坐进椅子，让身体和椅子完全贴合，臀部与背部接近90°，膝盖与小腿成90°，这样身体肌肉就不会太疲劳。工作时，可在腰后放一个小枕头帮助支撑腰椎，背部保持正常的曲度，让椅子尽量靠近工作台，大腿与上半身的夹角略大于90°。

3 站着时膝盖要向前弯曲，肩部稍向后仰，腹部向前突出。站立时间不要太长，要时不时活动一下。

4 动作缓慢。站起来时不要太快，要用双手扶着椅子扶手，手臂与腿部一起用力，慢慢将身体撑起来；起床时要先转到侧卧位，再用上面的手将上半身撑起，然后顺势顺着床沿放下脚，最后坐直上半身，这样对腰部的伤害是最小的。

留意是否有病变

腰背酸痛还有一种原因是孕期输尿管受到神经体异变的影响，而使输尿管变粗，张力减小，蠕动减弱，尿流动的速度减慢，引起感染。在妊娠中期的时候，会引起肾盂和输尿管的扩张，容易压迫右侧输尿管，压迫右侧神经，引起慢性的肾盂肾炎，而引起腰背部的疼痛。

准妈妈腰背酸痛虽然不适，但应该还在可承受的范围。如果右侧腰部痛得比较厉害，就应该去医院检查，看看是否有慢性的肾盂肾炎、泌尿系统的感染。

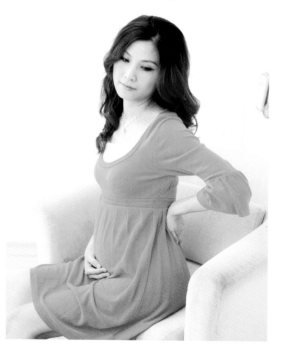

本周胎教课堂

ξ 学写毛笔字陶冶情操

毛笔字最好能天天写，两三天写一次也可，但三天打鱼两天晒网是起不到效果的，而且坚持不懈地练习对身体调整及性格培养会有益处。

需要准备的工具

毛笔。

墨汁。

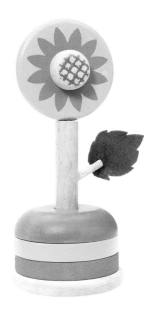

纸张：刚开始练习用宣纸太浪费了，可用学生用十五格纸，用废报纸也行。

字帖：一本好字帖对于初学者非常重要，最好从真书（楷、隶、魏碑等）入手。行草比较难，不宜先行练习。

怎样开始写毛笔字

1 从笔画开始练起，再循序渐进，穿插带笔画的字进行练习，如"三、王"练横笔画，练熟后可以临古诗帖。

2 不练笔画，可以直接从练字开始，主要方法有：

描红：在勾勒出的字框内填写笔画，一般书店都有售。

摹临：在前人的法帖上覆上白纸临摹。

临摹：参照前人的法帖进行临摹。

背临：先学习消化前人的法帖，然后不看法帖完成书写。

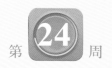

第 **24** 周

胎宝宝的发育

孕24周的胎宝宝体重有500~550克了，身长也有25~30厘米，这个增长速度是前所未有的，很惊人。

身体机能发育情况

胎宝宝在孕24周的时候发育得已经接近成熟儿，尤其是肺部发育得非常好，血管更加丰富，呼吸树逐渐繁茂，而负责分泌表面活性剂的肺部细胞液正在形成，呼吸功能越来越完善。

胎宝宝的大脑现在进入了发育的成熟期，大脑内的数百万神经正在发育，数目已经接近成人，并且连接成型，也接近成人。神经鞘这个时候也逐渐形成，对神经起到了保护作用。随着大脑的发育，各种感觉器官更加敏感，能够区别苦味、甜味，而感觉器官传递过来的信号，大脑也有了意识，对听到的、看到的信号都有感受，所以此时准爸妈一定要注意规范自己的行为。

胎宝宝的外形变化

24周的胎宝宝五官已发育成熟，面目清晰，眉毛和睫毛清晰可见，头发则变得浓密。此时做四维彩超，能够清晰地看到胎宝宝的五官了。

胎动变得有规律

快速的生长让胎宝宝占据了子宫中相当大的空间，不过目前还影响不到他的活动。此时胎宝宝体格发育得较结实，四肢活动活跃。接下来的一段时间，胎动将变得规律，准妈妈可以开始记录胎动了，这对监测胎宝宝的健康很有益。

要注意的是，虽然此时的胎宝宝生命力已经很顽强了，如果意外早产，可以存活几个小时，但还没有顽强到继续生存下去的能力，即使有医生尽心照顾，也做不到，所以这时候准妈妈一定要保护好自己和胎宝宝。

 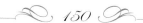
Part 7 第6个月 跟胎宝宝的初次相见

本周营养关照

吃坚果有助于挽救记忆力

怀孕后，准妈妈的记忆力有可能会变差，不是丢三落四就是很快忘记一些事情，这是很正常的现象，大部分准妈妈都会遇到。但记忆力减退并非不可逆转，比如，吃一些坚果对挽救记忆力很有好处。

对准妈妈的记忆力有益的坚果

1 核桃。核桃是公认的补脑"神器"，核桃仁富含蛋白质和多种人体必需的不饱和脂肪酸，这些成分都是大脑组织细胞代谢的重要物质，能滋养脑细胞，增强脑功能。另外，核桃仁还可以防止动脉硬化、降低胆固醇和保护肝脏。其中所含的大量维生素E还具有养颜润发的作用。

2 葵花子。葵花子含有丰富的铁、钾、镁、锌等微量元素，具有预防贫血的作用；亚油酸可以促进大脑发育；葵花子中含有的维生素E还有增强黄体酮的作用，可以养颜安胎。

3 榛子。榛子含有多种不饱和脂肪酸、磷、铁、钾、维生素B_1、胡萝卜素等营养元素，经常吃可以明目健脑，丰富的纤维素还有帮助消化和防治便秘的作用。

4 腰果。腰果含丰富的蛋白质和脂肪，能够迅速补充体力和消除疲劳，还能润泽干燥的肌肤，也是准妈妈补充铁、锌的良好食物来源。

吃坚果须知

1 坚果含油脂较多，每天吃数粒即可，吃多了影响消化，容易导致腹泻。最好作为早餐或两餐之间的加餐，这样营养才能被身体充分利用。

2 坚果容易上火，过多的钠盐摄入也会导致水肿和高血压，以生吃或者入菜为佳。

3 吃坚果时最好不要剥掉果仁表面那层皮，否则会损失一部分营养。

4 如果吃了坚果之后出现面部红斑、瘙痒、眼睑充血、耳根部溢液等，则说明对坚果过敏，应尽量少接触坚果及其制品。

Part 7 第6个月 跟胎宝宝的初次相见

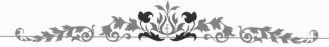

本周日常护理

∫ 血液量增加，谨防静脉曲张

由于怀孕时全身血流量会增加，使得原本闭合的静脉瓣膜分开，造成静脉血液的逆流；再加上胎儿和子宫随孕期的增加而变大，压迫盆腔静脉和下腔静脉，使得下肢血液回流受阻，造成静脉压升高，许多准妈妈会产生严重程度不等的静脉曲张或微血管扩张。曲张的静脉主要出现在双腿，在身体其他部位，例如颈部及会阴部也可能会出现。

静脉曲张的表现是血管在皮肤表面凸起来，看起来弯弯曲曲的，呈现蓝色或紫色，就像静脉血管从皮肤上突出来了。静脉曲张不会有什么不舒服的感觉，可能有时候感觉静脉曲张部位周围的皮肤发痒、抽痛和灼热，但不太美观，所以还是要预防。

除不穿紧身衣服、不喝酒、睡觉左侧卧、控制体重、不提重物等常规要坚持的保健措施外，还要注意以下几点：

1 避免高温。有的静脉曲张患者会陷入一个误区，在静脉曲张痛痒的时候用热敷的方法来缓解，建议准妈妈不要这样做，这只会让病情更严重，因为高温可使血管扩张。

2 抬高腿部。不管坐着、睡着，都尽量让腿部高一些，坐着时在脚底垫盒子或凳子，睡觉时在小腿下垫枕头，帮助腿部的血液能顺利回流心脏。另外坐着的时候不要跷二郎腿，避免下面的腿压力过重。

3 不长时间站或坐。长时间地坐和站会让血液循环不畅，无论是工作还是闲居都要适当活动，并坚持锻炼。坚持散步对缓解静脉曲张预防效果很好。

4 穿专门的孕妇静脉曲张弹性袜。弹性袜从脚踝开始，顺着腿部向上，可以逐渐减轻腿部受到的压力，可以很好地预防和缓解静脉曲张。不过这种袜子比较厚，天热的时候准妈妈可能不想穿，不过建议还是经常穿着，否则严重的静脉曲张会让自己更难受。

本周胎教课堂

♪ 欣赏优美的摄影作品

摄影是一门较为年轻的艺术门类。它是一种对现实高度概括的影像艺术，与任何艺术一样，它来源于生活而高于生活。拍摄者使用照相机反映社会生活和自然现象，用有艺术感染力的照片来表达思想感情。

摄影中包含的不仅仅是画面中表现出来的影像，还包含了诸如哲学、人类学、社会学、历史学、艺术史等方面的背景，是一种雅文化。准妈妈学会欣赏名家摄影作品，可令自己对艺术的理解更深刻，也可将艺术感染力传递给胎宝宝。

这个阶段，准妈妈不妨多欣赏一些优美的、以准妈妈和胎宝宝为主题的摄影作品。这样的作品特别能引起准妈妈的共鸣，艺术感染效果更好。

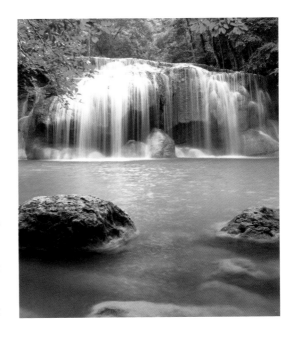

Part 7　第 6 个月　跟胎宝宝的初次相见

小贴士

如果准妈妈对摄影技术有一定了解，也可以尝试自己来摄影，做生活的摄影师。这不仅能提高艺术修养，还能提高对美学的把握，一举数得。

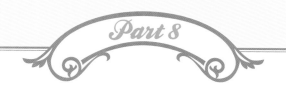

第 7 个月

（25~28周）

胎宝宝进入快速生长期

Tai Bao Bao Jin Ru Kuai Su Sheng Zhang Qi

　　每天跟宝宝玩一会儿已经成为你的必修课。虽然还未出世，聪明的宝宝却已懂得配合你玩游戏。果然是"名师出高徒"，真是太有成就感了！

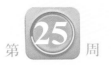

胎宝宝的发育

本周胎宝宝又有了新的变化，身长和体重的发育又进入了一个新的数值段，大脑等器官发育也进入了一个新的阶段。身长达到30厘米以上，体重能够达到600~700克。

身体机能发育情况

本周进入胎宝宝大脑发育的第二个高峰期，神经细胞增殖虽然仍在继续，但不是最重要的变化了，更重要的发育任务是增加神经元之间的连通。神经元之间的连通使得脑神经细胞的兴奋冲动得以传导。另外，在接下来的4周时间里，脑沟回会迅速增多，大脑皮质面积也快速增大，几乎接近成人大脑。大脑的发育让胎宝宝的意识越来越清晰，反应也越来越灵敏，外界的各种刺激和动静都可能引起他的反应。

胎宝宝反应灵敏，能对准妈妈的刺激给出反应，如果准妈妈抚摸或拍打腹部，胎宝宝会手舞足蹈做出回应，还会顺着妈妈用力的方向翻身打滚等。这个阶段是整个孕期中最有趣的阶段，准妈妈可以坚持跟宝宝玩这样的游戏，促进宝宝的大脑和身体发育。

胎宝宝的味蕾正在形成，这时候准妈妈吃的食物，胎宝宝都可以尝到味道了。这时候准妈妈如果偏食，胎宝宝将来也会偏食，并与妈妈的口味偏好保持一致，他更喜欢那些在胎儿期能经常尝到的熟悉味道。

胎宝宝的外形变化

体重增加了以后，皮下脂肪就多了一点，现在看上去就已经饱满了很多，不过皮肤表面皱纹还存在。还有一点能够看到的变化是头发的质地和颜色有了一些个人的特色，不再像以前一样只是一些细小的绒毛了。另外，胎宝宝现在能够睁开眼睛，如果用手电照射腹部，他会做出眨眼的动作。

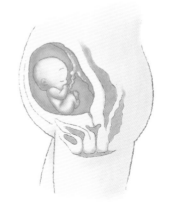

 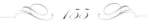

Part 8 第七个月 胎宝宝进入快速生长期

本周营养关照

ξ 准妈妈选好工作午餐

准妈妈吃工作餐的原则：挑三拣四，降低口味要求。

准妈妈应该讲究五谷杂粮、平衡膳食，但是，对待工作餐却要挑三拣四，避免吃到那些对孕期不利的食物。另外，准妈妈此时不能再由着性子爱吃什么就吃什么，而应该从营养的角度出发来选择食物，降低对口味的要求。

慎吃油炸食物。工作餐中的油炸类食物，在制作过程中使用的食用油难免是已经用过若干次的回锅油。这种反复沸腾过的油中有很多有害物质，准妈妈最好不要食用工作餐里的油炸食物。

拒绝味重食物。工作餐里的菜往往不是咸了就是淡了。准妈妈应少吃太咸的食物，以防止体内水钠潴留，引起血压上升或双足水肿。其他辛辣、调味重的食物也应该明智地拒绝。

饭前吃个水果。为了弥补吃新鲜蔬菜不足，准妈妈在午饭前30分钟吃个水果，以补充维生素的缺乏。

挑选饮料。准妈妈别忘了慎重选择饮料。健康饮料包括矿泉水和纯果汁，而含咖啡因或乙醇的饮料则对孕期不利。

准妈妈自带健康食品挑选原则：

携带食用方便，含孕期所需营养。自己带食品包，不仅可以为经常发生的饥饿做好准备，避免出现尴尬，还能适当补充工作餐中缺乏的营养。

袋装牛奶。吃工作餐的职场准妈妈需要额外补充一些含钙食物。把牛奶带到办公室饮用是个不错的选择。如果办公室没有微波炉加热，别忘了挑选的牛奶应该是经过巴氏杀菌消毒的。

水果。新鲜水果对准妈妈好处多多。如果办公室清洗不方便，早上出门前清洗后，用保鲜膜包裹。

饱腹食物。可选择全麦面包、消化饼等粗纤维的面食。核桃仁等坚果也不错，不仅体积小、好携带，而且含有准妈妈需要的多种营养元素。

自制食品。自己动手，做出满足自我口味，并且携带、食用均方便的营养食品。

 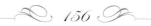

₰ 孕期吃出宝宝好皮肤

准妈妈孕期饮食可以多吃富含维生素C的食物。因为维生素C对皮肤黑色素的生成有干扰作用，从而可以减少黑色素的沉着，生下的宝宝皮肤会白嫩细腻。含维生素C丰富的食物有西红柿、菜花、冬瓜、洋葱这些比较常见的蔬菜，以及柑橘、苹果、鲜枣等水果。

准妈妈孕期饮食还应该经常吃富含维生素A的食物。因为维生素A能保护皮肤上皮细胞，使日后宝宝的皮肤细腻有光泽。这类食物包括动物的肝脏、蛋黄、牛奶、胡萝卜，西红柿以及绿色蔬菜、水果、干果和植物油等。

儿童生长发育过程中不可缺少的物质有：牛磺酸、磷脂、胆碱、脑肽等，这些物质对于孩子的生长发育是必不可少的。牛初乳中就含有这些必需营养物质，有规律的食用其效果就能得到体现。同时这些物质还能促进孩子智力的发育。

₰ 孕妇忌滥服温热补品

孕妇由于周身的血液循环系统血流量明显增加，心脏负担加重，子宫颈、阴道壁和输卵管等部位的血管也处于扩张、充血状态，加上孕妇内分泌功能旺盛，容易导致水钠滞留而产生水肿、高血压等病症。因此，应忌服温热补品。

再者，孕妇由于胃酸分泌量减少，胃肠道功能减弱，会出现食欲缺乏、胃部胀气便秘等现象。在这种情况下，如果孕妇经常服用温热性的补药、补品，比如人参、鹿茸、鹿胎胶、鹿角胶、桂圆、荔枝、胡桃肉等，会加剧孕吐、水肿、高血压、便秘等症状，影响胎儿的发育。

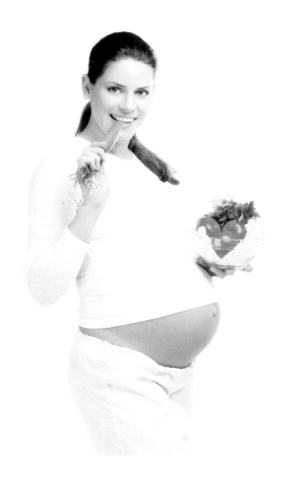

Part 8 第 7 个月 胎宝宝进入快速生长期

本周日常护理

ξ 双胞胎准妈妈的注意事项

怀双胞胎是令全家高兴的事情，也是幸运的事情，但在高兴之余，准妈妈也要意识到怀双胞胎的身体负担要比单胎重得多，而各种风险的概率也高一些，所以要特别注意保养。

1 营养要充足、合理，食物要易于消化。双胞胎需要的营养更多，所以怀双胞胎的准妈妈比单胞胎的准妈妈更要注意营养的补充。

2 注意休息，防止早产。双胞胎使子宫膨大过度，当子宫难以再继续拉长以适应胎宝宝的成长时，就会发生早产。双胞胎早产的概率较大，而休息是避免早产的最主要的方法。从孕28周起，怀双胞胎准妈妈就可考虑休产假了，之后多卧床休息，每天睡眠时间不少于10小时为宜。如有条件，准妈妈应及早住院待产，这可让准妈妈充分休息和减少早产的发生，以保证顺利分娩。

3 认真及时做好产前检查。怀双胞胎容易发生前置胎盘，一旦发生胎盘早剥，就会出血，这种出血是渐进性的，先有少量出血，停止数天后出血量增加，最后发生大出血，如果在睡眠中发生大出血得不到救治是很危险的。准妈妈要密切注意产前出血，一旦发现少量出血就要到医院检查、治疗，必要时需要住院治疗。所以，加大产检密度，遇到不适情况，早发现早治疗是必要的。

4 预防贫血。准妈妈一般都有生理性贫血，在双胎妊娠时更为突出。怀双胞胎的准妈妈患贫血的概率高达40%，所以要特别注意营养的及时补充。含铁较多的动物性食物如猪肝和其他动物内脏，蔬菜中的白菜、芹菜等可多食。但不要多吃菠菜，因为菠菜中的鞣质会妨碍铁质的吸收。

5 最好选择剖宫产。怀双胞胎的准妈妈患妊娠性疾病、难产和产后出血的概率要更高，所以还要遵医嘱，注意加大产检密度，并且早些入院待产。双胞胎在34~38周出生都算正常，剖宫产目前是多胞胎出生最安全和最简便的方式。

本周胎教课堂

玩七巧拼板，让情绪舒畅

明末清初时，皇宫中的人也经常用七巧拼板来庆贺节日和娱乐，拼成各种吉祥图案和文字，所以故宫博物院现在还保存着当时的七巧板呢。18世纪七巧拼板一传到国外就立即引起人们极大的兴趣，甚至通宵达旦地玩，并叫它"唐图"，意思是"来自中国的拼图"。

简简单单的七块板，能拼出千变万化的图形。准妈妈心情不好时可以拼一下，相信无穷变化能让你忘记烦恼。

七巧拼板的来历

七巧拼板是由一种古代家具演变来的。我国宋朝有个叫黄伯思的人，他热情好客，发明了一种用6张小桌子组成的宴几（请客吃饭的桌子）。后来为了用餐时人人方便，气氛更好，有人把它改进为7张桌，可根据吃饭人数的不同，把桌子拼成不同的形状，比如3人拼成三角形，4人拼成长方形等。后来宴几演变成一种拼图玩具，由于巧妙好玩，人们叫它"七巧板"。

玩一玩——七巧拼板里的无穷变化

1 拼几何图形，如三角形、平行四边形、不规则的多角形等。

2 拼各种人物形象或者动物，如猫、狗、猪、马等，或桥、房子、塔，或是中英文字、符号。

3 说故事，将数十幅七巧板图片连成一幅幅连贯的图画，再根据图画内容说给胎宝宝听。如先拼出数只猫、几只狗、一间屋，再以猫和狗为主角给胎宝宝讲述一个动人的故事。

小贴士

在做拼图时，准妈妈会有许许多多思路和想法，还有很多美丽画面，不要吝啬自己的语言哦，将它们说一些给胎宝宝听，这就好比讲述一个动人的故事。

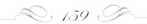

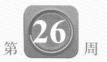

胎宝宝的发育

第 26 周

在孕26周，胎宝宝的身长增长不是那么多，约为32厘米，但是体重增长非常大，可以达到800克。

身体机能发育情况

大脑发育仍处在第二个高峰期，需要较多的对大脑发育有促进作用的营养物质，在这个时期最受胎宝宝大脑欢迎的营养物质是脑黄金和脂肪酸，包括DHA、EPA和脑磷脂、卵磷脂等物质，准妈妈可多摄入含脑黄金和脂肪酸丰富的食物，比如核桃、松子、葵花子、榛子、花生等坚果，另外还可以吃一些海鱼、鱼油等。准妈妈吃海鱼、鱼油除了能促进胎宝宝大脑发育，还有很多好处，比如预防早产、防止胎宝宝发育迟缓并增加宝宝出生时的体重，另外还能保证胎宝宝视网膜的正常发育。

骨骼、脊椎在这个时候会发育得更加坚固，这样才能对逐渐增重的身体起到有力的支撑作用。另外，乳牙冠大约会形成1/2左右，并在出生前完成基本的发育。这样一来，妈妈对钙的需求仍然非常高，要继续补充。

胎宝宝的意识逐渐增强，当听到很大的声音时，胎宝宝会做出弹跳和蠕动的动作，好像吓了一跳似的，这说明他的大脑可以指挥身体做出反应了。

胎宝宝的外形变化

皮下脂肪还没有增加到足够支撑起皮肤的量，胎宝宝尽管圆润了些，但皮肤上的皱纹还在；另外，胎宝宝的皮肤现在已经不那么透明了。惊喜的是，胎宝宝的十个手指头现在发育得非常完美，有时候能抓着自己的脚玩。

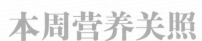

本周营养关照

ε 多吃补脑食物促进宝宝大脑发育

每个家庭都希望将来有个聪明伶俐的宝宝，所以准妈妈在胎宝宝脑细胞迅速增殖、大脑的发育处于高速期的阶段，开始有意识地增加补脑食物的摄取量是十分必要的。

补脑效果较好的几种食物

1.全麦制品和糙米。糙米中含有各种维生素，对于保持大脑的认知能力至关重要。

2.核桃和芝麻。这两种物质营养非常丰富，可为大脑提供充足的亚油酸、亚麻酸等

分子较小的不饱和脂肪酸，以提高大脑的功能。另外，核桃中含有大量的维生素，对于治疗神经衰弱、松弛脑神经的紧张状态、消除大脑疲劳效果也很好。

3.鱼类。鱼肉中含有对神经系统具备保护作用的不饱和脂肪酸，有助于健脑。

4.鸡蛋。鸡蛋富含人体所需要的氨基酸，而蛋黄除富含磷脂酰胆碱外，还含有丰富的钙、磷、铁以及维生素A、维生素D、B族维生素等，对于脑部保健十分有益。

常见食物及对应营养素对大脑的作用

营养素	对大脑的作用	对应食物
维生素C、维生素D、维生素E	维生素C能够促进神经传导物质的合成，维生素D可使脑和神经细胞反应敏捷，维生素E让脑筋灵活、清醒	柑橘类的水果（如橙子、蜜橘、金橘、柳丁）、猕猴桃、石榴
维生素A	加强脑神经的联结	鱼油、全脂奶或酸奶；深黄色的蔬果如红薯、木瓜、南瓜、胡萝卜
钙	促进脑部骨骼的发育，有效抑制脑神经细胞的异常兴奋，使之保持正常状态。	牛奶、钙片、维生素D制剂
铁质	脑神经细胞增生，帮助髓鞘化	猪血、鸭血、肝脏、蔬果；蔬菜类的菠菜；水果中的葡萄、樱桃、苹果

本周日常护理

ξ 了解拉梅兹呼吸法（一）

很多准妈妈在临产的阶段，一方面希望早一点看到自己朝思暮想的宝宝，一方面又害怕阵痛的到来，为了减轻疼痛，人们尝试了各种办法。其中一种被称为拉梅兹的呼吸法学习起来既简单又容易掌握，成为准妈妈孕期与临产时的贴心选择。

什么是拉梅兹呼吸法

拉梅兹呼吸法，也被称为心理预防式的分娩准备法。这种分娩呼吸方法，从怀孕早期开始一直到分娩，通过对神经肌肉控制、产前体操及呼吸技巧训练的学习过程，有效地让产妇在分娩时将注意力集中在对自己的呼吸控制上，从而转移疼痛，适度放松肌肉，能够充满信心地在分娩过程发生产痛时保持镇定，以达到加快产程并让胎宝宝顺利出生的目的。

拉梅兹呼吸法的五阶段

练习拉梅兹呼吸法前要配合生产中身体的变化和胎宝宝的情况进行，因此，准妈妈要了解与此相关的生产过程：

第一阶段

子宫每5~20分钟收缩1次，每次收缩时长约30~60秒，此时宫颈开3厘米左右。此时用胸式呼吸法。

第二阶段

子宫收缩频繁，每2~4分钟就收缩一次，每次持续45~60秒，此时胎宝宝一面转动，一面慢慢由产道下来，宫颈开7厘米。此时用嘻嘻轻浅呼吸法。

第三阶段

子宫每60~90秒就收缩一次，每次收缩持续30~90秒，宫颈已经全开，胎宝宝马上就要临盆，到了生产最激烈的时候。此时用喘息呼吸法。

第四阶段

此时准妈妈能感觉到胎宝宝已经到了产道口，出于希望生产尽快结束的心理，准妈妈有强烈地想用力的感觉，但医生会叮嘱准妈妈不能用力，因为此时用力，容易撕裂会阴，最好让宝宝自己向外挤。此时做哈气运动。

第五阶段

生产马上就要结束了，胎头已经出产道，医生会要求准妈妈用力。此时做用力推。

由此可见，每一个阶段，呼吸方法都不同，要配合好。具体做法，可参考下一节的内容。

ξ 了解拉梅兹呼吸法（二）

拉梅兹呼吸法主要用在生产时，能够让准妈妈把注意力集中在自己的呼吸上，从而转移疼痛，放松肌肉，加速生产。通常，准妈妈从怀孕7个月开始进行拉梅兹呼吸法的训练，由准爸爸陪伴进行，效果将会更好。

练习拉梅兹呼吸法的准备工作是：准妈妈在客厅地板上铺一条毯子或在床上练习，室内可以播放一些优美的胎教音乐，准妈妈可以选择盘腿而坐，在音乐声中，首先让自己的身体完全放松，眼睛注视着同一点。

1 胸式呼吸法：用鼻子深深吸一口气，随着子宫收缩开始吸气、吐气，反复进行，直到阵痛停止。

2 嘻嘻轻浅呼吸法：用嘴吸入一小口空气，再从嘴中吐出，将呼吸高位保持在喉咙，让吸入和吐出的气量相等，就像发出"嘻嘻"的声音。子宫收缩加快，呼吸加快，子宫收缩减慢，呼吸放慢。

3 喘息呼吸法：先将空气排出，深吸一口气，接着快速做4~6次短呼气，感觉像在吹气球，比嘻嘻轻浅呼吸还要浅，也可以根据子宫收缩的节奏调整。

4 哈气运动法：在子宫收缩的时候深吸一口气，接着短而有力的哈气，浅吐几口气后大大吐出所有的气，就像在吹很费劲的东西一样。练习时，每次哈气要直到不想用力时为止。

5 用力推法：长长吸一口气，然后憋气，马上用力，需要换气时，将气呼出，马上再吸满一口气，继续憋气和用力，直到生产结束。

坚持练习拉梅兹呼吸法，能让准妈妈在情绪、理智、心理及生理都做好准备，最好每天都练习一遍。

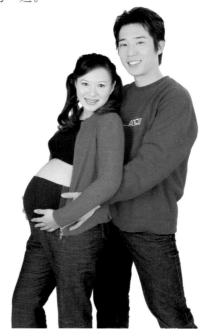

本周胎教课堂

ξ 有趣的手影游戏

还记得小时候玩的手影游戏吗？动动手指，一个个动物就在灯光下活灵活现，你还可以利用手影给胎宝宝讲个故事呢。此外，经常活动手指会让大脑得到相应的锻炼，胎宝宝也能因此受益。

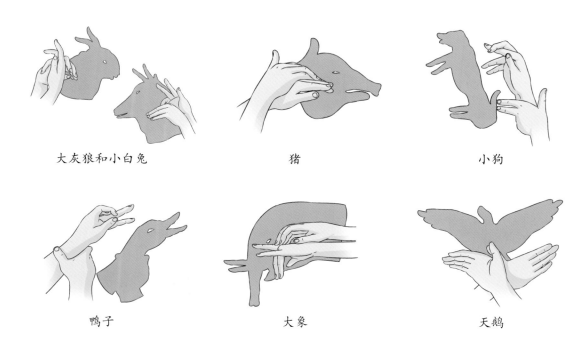

大灰狼和小白兔　　　　　猪　　　　　　小狗

鸭子　　　　　　大象　　　　　　天鹅

给胎宝宝做游戏时，你可以让这些可爱的小动物跃然在地上、墙壁上，让它们演绎一个又一个舞台剧。有时，一对小鹿在耳鬓厮磨，有时是大灰狼捕捉小白兔，有时候就是天鹅在优雅地飞翔……给舞台剧配个音，给胎宝宝讲一个属于你们的童话故事吧。

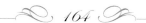

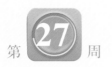

胎宝宝的发育

第 **27** 周

孕27周的胎宝宝体重有900克左右了，身长大约为38厘米，身体几乎可以碰到子宫壁，所以他现在活动起来已经不那么自由了。

胎宝宝的外观在本周仍然变化不大，但内在的变化还是在不断发生的。大脑继续在练习发出命令控制全身功能的运作和身体活动的程度。

本周胎宝宝的生殖器官进一步发育，男宝宝睾丸形成了，不过还没有降到阴囊中；如果是女宝宝，现在就已经能够看到突起的小阴唇了。其他的器官虽然接近完善了，但还是需要继续发育的，有的器官、功能到出生后还在继续完善中。从这点看，胎宝宝可是非常努力的。

胎宝宝会逐渐建立起作息规律，多数时间睡觉，少数时间醒着，每天的清醒时间在20分钟左右。很多专家认为，孕27周的胎宝宝会做梦了，这个说法无法确认，但有一点可以确认的是，这个时期的胎宝宝大脑活动非常活跃，记忆能力不断提高，加上耳朵神经网完成了，能够把听到的声音传递给大脑，所以从这个时候开始，他能清楚地分辨并记住妈妈的声音。另外，胎宝宝的嗅觉功能也发挥作用了，听觉和嗅觉记忆是宝宝出生后找到妈妈的最基本依据。

为了避免活动的时候，脐带发生缠绕打结，现在胎宝宝的脐带变得厚而富有弹性，在外面还包了一层结实的胶状物质，保证了血流的顺畅，对宝宝的安全是个保护。

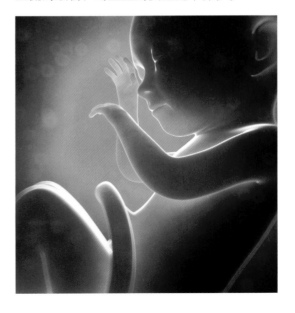

Part 8 第7个月 胎宝宝进入快速生长期

本周营养关照

ξ 通过饮食调理孕期睡眠

准妈妈怀孕以后兴奋、紧张、忧虑、不安、心理压力大等原因，都容易造成孕期失眠，尿频、身体不适等也可能会加重失眠的程度，但绝大多数准妈妈失眠都不是病理性的，多注意情绪调整，并调整好孕期饮食习惯，可以帮助入眠。

远离容易导致失眠的食物

1 胀腹食物。薯、玉米、豌豆等胀腹食物在消化过程中会产生较多的气体，等到睡觉前，消化未尽的气体会产生腹胀感，妨碍正常睡眠。

2 辛辣、味咸食品。麻辣小食、蒜香食品等容易造成胃中有灼烧感和消化不良，而且在消化过程中会消耗掉体内的促睡眠介质，从而影响睡眠。

3 油腻食品。在消化过程中会加重肠、胃、肝、胆和胰的工作负担，刺激神经中枢，让它一直处于工作状态，导致睡眠时间推迟，晚餐尽量以清淡口味为主。

多吃利于睡眠的食物

1 燕麦片、全麦面包。含有大量的水溶性膳食纤维，可降低胆固醇，调节血压，促进睡眠。

2 莲子。莲子含有莲心碱、芸香甙等成分，具镇静作用，可促进胰腺分泌胰岛素，使人入眠。

3 葵花子。睡前嗑一些葵花子，可以促进消化液的分泌，有利于消食化滞、镇静安神、促进睡眠。

4 核桃。是一种很好的滋补营养食物，能治疗神经衰弱、健忘、失眠、多梦。

5 牛奶。是理想的滋补品，临睡前喝1杯，可催人入睡。

6 水果。水果中含有果糖、苹果酸以及浓郁的芳香味，可诱发肌体产生一系列反应，生成血清素，从而有助于进入梦乡。

有利于睡眠的饮食好习惯

1 就寝前不要吃得太饱，吃得太多会造成肠胃消化道器官在睡眠中仍需工作，大脑得不到有效休息，影响睡眠质量。

2 晚上不要喝得太多，否则夜间容易因频尿起床上厕所，影响到睡眠。

3 晚餐不要吃得晚，晚上8点前吃完晚餐比较有利于睡眠。

4 睡前不要太饿，饿了建议少量吃些东西，同时要避免睡前长达七八个小时未进食，因为饥饿感会造成半夜醒来睡不着。

本周日常护理

ξ 坚持每天数胎动

胎动有一定的规律，初期较微弱，20周后逐渐增强，28~32周最活跃、最频繁，38周以后，胎头开始进入骨盆，胎动又逐渐减少。一般准妈妈会感到上午胎动较均匀，午后胎动最少，晚上6~10时胎动最频繁。对胎动的感觉每个准妈妈各不相同。

正常情况下，在这段时间里，一天之中胎动有两个活跃高峰，准妈妈都能明显地感觉到胎动。一次是在上午7至9点，一次是晚上11点至半夜1点，其他时间胎动较少。明显胎动每1小时不少于3~5次，每12小时胎动次数为30~40次。不过胎动次数只是一方面，更重要的是要规律，如果胎宝宝胎动次数较多，比如达到了12小时100次，但是出现得很规律，也算正常，最怕的是不规律。胎动的次数多少、强度强弱、频率快慢结合起来更能准确地表现胎宝宝在宫内的情况，如果突然出现剧烈的变化，可能预示胎宝宝比较危险，需要尽快去医院检查确认。

胎动是否异常按以下标准判断：一般情况下，12小时内的胎动少于20次，为异常；在一段时间内胎动超过正常次数太多太频繁，为异常；无间歇的躁动，为异常；胎动次数明显减少甚至停止，为异常。胎动异常一般都说明胎宝宝在子宫内出现了状况，比如脐带绕颈较紧、胎盘功能障碍，是胎宝宝缺氧导致的。另外，胎动形式异常，也是不祥之兆，比如强烈的、持续不停的推扭样的胎动或踢动，都要准妈妈警惕。

胎动次数的正常与否，还应当与平时相比。如果平时胎动一直正常，某一天突然出现胎动增多或比以往明显减少，就应引起注意。如果胎动出现异常，准妈妈可以先做一个被动实验，起来活动活动，做做操，同时轻轻拍拍、推推腹部，然后再数1小时，如胎动恢复正常，说明胎宝宝表现良好。如胎动仍持续减慢、减弱，应立即去医院急诊检查。

 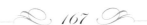

一般从第28周开始数胎动，直至分娩。每天早、中、晚固定一个时间数3次胎动，每次1小时。数胎动时准妈妈可以坐在椅子上，也可以侧躺在床上，把双手轻放在腹壁上，静下心来专心体会胎宝宝的活动。从胎宝宝开始活动到停止算一次，如其中连续动几下也只算一次。一小时完毕后，整理一下胎动数，将3次数得的胎动数相加，再乘以4，即为12小时的胎动数。如果准妈妈无法做到每天数3次，也可以每天晚上胎动较频繁时数1小时，然后乘以12。

数胎动的时候要弄清楚一个动作不能算作一次胎动，一次胎动代表的是持续不断的一组动作，如果动作中间有停顿，且停顿超过2~3分钟，才算做了一次。如果在1个小时里，胎动小于3次，就需要给胎宝宝一些刺激，继续再数1个小时。

坚持记录胎动

为了更清楚地记录胎动，准妈妈需要做一个表格，将每一个时间段数出来的胎动次数都对应记录在表格上，包括胎动的频率、强弱、出现的时间、持续的时间、间隔的时间、胎宝宝的动作特点，比如是大动作还是小动作，是肢体动作还是整体动作等，都记录在案。

记录一段时间后，胎宝宝的活动规律准妈妈就会总结出来了，知道胎动什么时间少，什么时间多，两次胎动的时间间隔有多长，这样准妈妈就能明确掌握什么情况是正常的，什么情况是异常的。1个小时里胎动小于3次，经过刺激后仍然没有增加，或者连续记录2小时胎动，少于10次，或者12小时的胎动小于20次，或者胎动突然减少，同比减少30%，都需要去医院检查。如果12小时的胎动小于30次，可以继续观察。

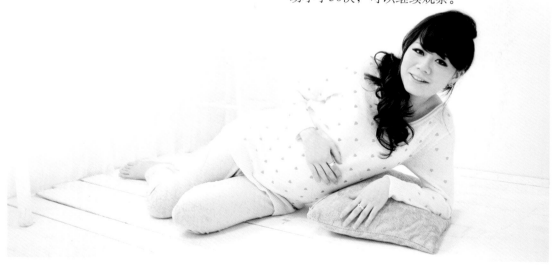

 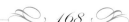

本周胎教课堂

ε 优美的抒情诗《爱之降临》

在阳光充足的午后，轻柔地朗读一首优美的抒情诗，和胎宝宝一起品味其中的美好，共同感受诗人的浪漫情怀。这对于准妈妈来说，是一次美好的体验。

这首诗是英国浪漫主义诗人柯勒律治（1772—1834）的作品。他写过不少歌咏湖光山色的田园诗，崇尚"回到大自然中去"，笔下的大自然都非常的浪漫美好。

爱之降临

啊，爱之初愿对那温柔的心灵多美妙，
就像黄昏时分的第一颗星星，
从丝丝微云中悄悄露脸；
那西南风啊多轻柔，
它掠过柳树成荫的草地，
吹动朦胧的水面，
轻拂色列斯的金色田野（注：色列斯即
罗马神话中的谷物女神），
但这怎能比得上爱的甜蜜！
爱来到了农夫的心里，
他激动不已，竟忘记了收刈。

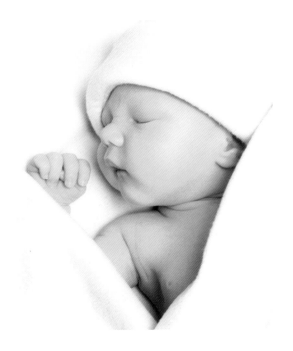

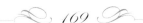

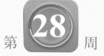

第28周 胎宝宝的发育

进入孕28周，胎宝宝的身长增长不明显，还是维持在上周的状态，约为38厘米，不过体重又长了100克左右，达到了1000克。

身体机能发育情况

满28周以后，胎宝宝的肺发育得比较成熟，如果此时出生，宝宝可以借助呼吸器辅助呼吸来维持生命，之后会逐渐学会自主呼吸，存活概率相当高。另外，胎宝宝在这个时候已经具备了一定的吮吸能力，虽然较弱，但也能吃奶了，如果无法吮吸，还可以借助工具喂食，总之，胎宝宝的生命力已经很了不起了。虽然如此，准妈妈还是不要大意，尽量不要发生早产这种事，早产的宝宝一般体质较差，也较难喂养。

胎宝宝现在的生活已经很有规律了，睡眠有原始的周期规律，醒和睡的时间间隔比较固定，胎动也比较有规律。不过每个胎宝宝都有自己的胎动特点，胎动频率与强弱、发生的时间、一次胎动持续的时间、两次胎动之间间隔的时间都不尽相同，这跟宝宝的性格和性别都有一定的关系，一般文静的女孩，胎动比较有规律、胎动频率较低，强度较弱，而活泼的男孩胎动不太规律、频率较高，强度也较强。准妈妈可以开始正规地记录胎动，如果胎动突然间变得特别频繁或者特别少都要引起注意，可能是胎宝宝不舒服了，需要及时处理。

胎宝宝的外形变化

胎宝宝的脸和身体跟出生后的宝宝外貌几乎毫无二致，头发约为5毫米。唯一不同的一点就是胎宝宝的皮下脂肪相对较少，皮肤褶皱较多，不如新生儿光滑、圆润。

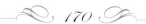

本周营养关照

ξ 增加膳食纤维摄入量

膳食纤维可以吸附大量水分，增加粪便容积，促进肠蠕动，加快粪便的排泄，这对于防止便秘和减少粪便的停留时间非常有益，所以准妈妈应该增加膳食纤维的摄入量。

富含膳食纤维的食物

松蘑、桑葚干等膳食纤维含量接近50%，此外像干枣、笋干、香菇、银耳、木耳、苹果、鸭梨、豆类、紫菜、全麦食品等，都是富含膳食纤维的食物。

怎样提高膳食纤维利用率

1 用全麦制品（如全麦面包、全麦馒头、全麦面条等）代替精米精面制品（如普通面包、馒头、面条等）。

2 用糙米、小米、玉米、高粱米、燕麦等煮粥，代替白米粥。

3 做米饭时添加一些豆类（豆饭），如绿豆、红豆、芸豆等，也可以吃豆包（注意，不要用豆沙馅，豆沙通常去除了豆皮，膳食纤维含量大打折扣，要用完整的豆子做馅）。

4 用煮黄豆或黄豆芽代替豆浆、豆腐等，因为完整的黄豆的豆皮含有大量膳食纤维。当然，在吃豆浆或豆腐时，别把豆腐渣（豆渣）丢掉，炒食、和面等食用也可。

5 用地瓜、土豆、芋头等薯类食物代替部分粮食，带皮食用更佳。

6 多吃蔬菜水果，尤其是芹菜、韭菜、洋葱、大白菜、莴笋、香蕉、苹果等含膳食纤维比较丰富的品种，能带皮或带子食用的尽量吃皮吃子。

摄入膳食纤维并非多多益善

有些准妈妈认为，既然膳食纤维好处多，那肯定就是多多益善了。其实，膳食纤维在阻止人体对有害物质吸收的同时，也会影响人体对食物中蛋白质、矿物质和某些微量元素的吸收，特别是对于怀孕的人来说，过多地摄入膳食纤维，很可能同时造成营养不良，进而影响胎宝宝。所以，缓解便秘症状吃高纤维食物也要注意适量，比如苹果一天1~2个即可，木耳两三天吃一次。

Part 8 第7个月 胎宝宝进入快速生长期

本周日常护理

ξ 四维彩超，快来看看宝宝的模样

四维彩超的全称为四维彩色超声诊断仪，是世界上最先进的彩色超声设备。能自动为胎宝宝进行宫内拍"写真"和动态录像，为众多的准妈妈增添了安心和情趣。使得准妈妈不再是仅仅感觉胎宝宝的呼吸和运动，而且可以目睹他们的一举一动和乖巧的秀容。更为重要的是，四维彩超能够多方位、多角度地观察宫内胎宝宝的生长发育情况，并为早期诊断胎宝宝是否存在先天性体表畸形和先天性心脏病等提供准确的科学依据。

四维彩超的优点

四维彩超有很多优点，从诊断上来说，过去使用的B超设备只能检查胎宝宝的一些生理指标，而四维彩超还能对胎宝宝的体表进行检查，如唇裂，脊柱裂，大脑、肾、心脏、骨骼发育不良等情况，以便尽早地进行治疗，生个聪明健康的小宝宝。

另外，四维彩超还可以做成相册等，作为胎宝宝的留念。

何时做四维彩超

四维彩超也不适宜经常做，以免打扰胎宝宝的休息。孕早期能否做，医学界还存在争议，因此不建议过早做四维彩超。一般最适合做四维彩超的时间是孕28周左右，此时的胎宝宝肢体及主要器官已全部发育，可以使做出的效果形象最清晰，也最准确。

随着四维彩超技术的发展，拍摄"0岁写真"也成为潮流，于是出现了专门给胎宝宝拍四维彩超照片的照相馆，拍下几张胎宝宝的照片还有几分钟的动态视频，是一个很不错的纪念物。

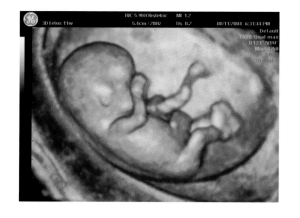

₴ 什么是假性宫缩

假性宫缩也叫迁延宫缩，是一种偶发的子宫收缩。分娩前数周，子宫肌肉较敏感，容易出现不规则的子宫收缩，持续的时间短，力量弱，或只限于子宫下部。经数小时后又停止，不能使子宫颈口张开，故并非临产，称为假性宫缩。临产前，由于子宫下段受胎头下降所致的牵拉刺激，假性宫缩的情况会越来越频繁。

假性宫缩症状

假性宫缩的发生比较频繁，且没有规律，间隔时间也长。一般从孕28周开始出现，一直到真正分娩前，会连续发生多天。最明显的表现就是腹部发硬、发紧，有下坠感，一般在睡觉时或走路时就突然出现宫缩。

假性宫缩时不会疼痛，也没有阴道出血或流水的情况出现，不会影响准妈妈的正常生活和工作。

如何缓解假性宫缩

1 保持轻松愉快的心情，紧张焦虑的情绪会给准妈妈带来各种不适感觉。

2 尝试放松练习，或做缓慢的深呼吸。虽然这样做并不能使假性宫缩停止，但能帮助应对不舒适的感觉。

3 无论是工作还是生活，都不要使自己过分劳累，如走太远的路、长时间坐着或者站着，这些情况都比较容易引起宫缩，所以改变活动或姿势，可以缓解假性宫缩。

4 不要经常摸肚子，因为不断地刺激腹肌和子宫，也会引起宫缩。虽然适当地抚摸对腹中的胎宝宝有好处，但是一天中摸得次数太多就会适得其反了。因此，准妈妈要改掉动不动就摸肚子的习惯，要和"抚摸胎教"区分开。

5 洗个热水澡，放松身体，喝几杯水，能缓解假性宫缩。因为假性宫缩有时可能是由脱水引起的，所以适当补充水分，可以缓解假性宫缩。

鉴别异常宫缩

假性宫缩是一种很正常的现象，多数人在怀孕期间都会经历。但是，如果准妈妈的宫缩特别频繁、间隔时间短，而且伴有疼痛、阴道出血等异常情况，就要及时到医院就诊了，以免出现早产。

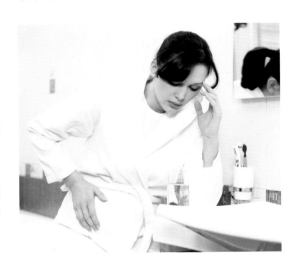

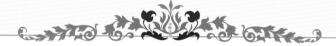

本周胎教课堂

ε 儿歌：《数鸭子》

　　这是一首耳熟能详的儿歌。准妈妈在唱的时候，可以想象小鸭子走路的模样，还可以让准爸爸模仿一下，这会让你和胎宝宝更快乐。

数鸭子

　　（白）门前大桥下，游过一群鸭，

快来快来数一数，二四六七八。

　　（唱）门前大桥下，游过一群鸭，

快来快来数一数，二四六七八。

嘎嘎嘎嘎，真呀真多呀

数不清到底多少鸭，

数不清到底多少鸭。

赶鸭老爷爷，胡子白花花，

唱呀唱着家乡戏，还会说笑话。

小孩小孩，快快上学校，

别考个鸭蛋抱回家，

别考个鸭蛋抱回家。

　　（白）门前大桥下，游过一群鸭，

快来快来数一数，二四六七八。

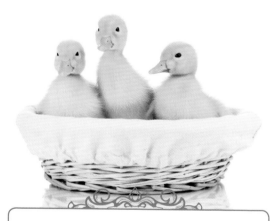

小贴士

　　在给胎宝宝唱儿歌时，不必担心自己五音不全，要大胆地唱，发于爱的声音就是天籁之音。此外，也可以现学现卖，这种学习的精神还能通过你传递给胎宝宝。

 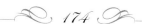

Part 9

第 *8* 个月

（29~32周）

胎宝宝越来越顽皮

Tai Bao Bao Yue Lai Yue Wan Pi

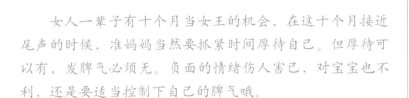

女人一辈子有十个月当女王的机会，在这十个月接近尾声的时候，准妈妈当然要抓紧时间厚待自己。但厚待可以有，发脾气必须无。负面的情绪伤人害己，对宝宝也不利，还是要适当控制下自己的脾气哦。

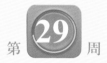

胎宝宝的发育

本周胎宝宝体重将达到1300克，身体长度为38厘米，头到臀的部分占了全身比较大的比例。

身体机能发育情况

胎宝宝的大脑进入了一个比较特别的时期，感觉器官和肢体与大脑的互动逐渐频繁，感官获得的刺激传达到大脑，接着大脑处理这些信息，最后给肢体做出指示，肢体的反应和动作反过来又会刺激大脑发育，所以大脑现在的发育动力非常充足。在这个时候，有数十亿的脑神经细胞正在形成，而大脑的发育也让感觉系统更敏感，胎宝宝的听力和视力会更好、更加敏感。

大脑脑神经细胞的形成，让胎宝宝的头部持续增大，增大得比其他部位都要重。头部重量重于其他部位，这样也利于入盆的时候头部朝下，形成正常的胎位，使生产的时候更顺利。不过现在的胎宝宝还是有时头朝下，有时头朝上，最终固定在头朝下的体位还需要几周时间。

胎宝宝的外形变化

现在胎宝宝越来越接近新生儿的模样了，头发、手指、脚趾、眼睫毛等微小部分样样俱全，反应能力也接近新生儿，对光照和声音都会有反应。皮下脂肪增长得比较快，在这一周，胎宝宝看上去身体饱满了许多，皮肤虽然还有些皱巴，但整个身体已经显出光润。

胎动的情况

随着胎宝宝的长大，子宫不得不继续增大，因此子宫向前挺得更加明显，子宫底上升到了胸与脐之间。子宫虽然增大很多，但是胎宝宝还是占据了子宫的大部分空间。不过这对他的活动影响还不是很大，所以胎动仍然活跃。

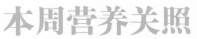

本周营养关照

防止营养过剩导致胎宝宝太大

进入孕晚期，由于胎宝宝快速生长，所需的营养也会适当增加，许多准妈妈胃口大开，常常在不自觉间摄入了太多的营养。诚然，合理的营养是胎宝宝健康成长的重要条件，但营养过剩对胎宝宝也是不利的。

营养摄入应与需求平衡

营养并非越多越好，对于大部分身体健康的准妈妈来说，只要补充身体所需的食物和营养即可，大量补充是完全不必要的；而对那些身体欠佳的准妈妈来说，也不要盲目乱补，应在医生指导下，缺什么补什么。

营养过剩的危害

1 对准妈妈健康的危害。摄入营养过多，会使多余的热能转变成脂肪，堆积在准妈妈的体内，造成肥胖，而肥胖是与高血压、心血管病、高脂血症和糖尿病密切相关的，是许多疾病的高危因素。

2 容易造成胎宝宝过大。过多的营养可使胎宝宝生长发育加速，成为体重大于4000克的巨大儿。巨大儿由于身体过胖、肩部过宽，分娩时容易卡在骨盆里，而过度牵拉还容易引发产伤，如锁骨骨折、胸锁乳突肌血肿等。

3 对胎宝宝成人后的健康也有潜在危害。有研究表明，胎宝宝在宫内的营养环境与成人后的慢性疾病，如糖尿病、心脑血管疾病、高血压、高血脂等代谢综合征的发生也存在密切关系，巨大儿在成年期患这些疾病的概率比出生体重正常的孩子明显增加。

如何防止营养过剩

1 养成良好的饮食习惯。可以少食多餐，将一天的总量分成5~6顿进食；此外，不要吃完饭就躺着。

2 控制进食量。最好不要增加饭量，可多吃些辅食，如蔬菜、豆类和动物性食品等。

3 食物品种要多样化。多吃一些新鲜绿色蔬菜，少食高盐、高糖及刺激性食物。

4 烹饪应遵循少煎、炸，多蒸、煮的原则。

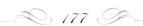

Part 9　第8个月　胎宝宝越来越顽皮

本周日常护理

₰ 孕晚期避免性生活

孕晚期性生活对准妈妈和胎宝宝的危害都很大，此时不应再进行性生活，准爸爸和准妈妈要严格遵守，不可抱有侥幸心理。

孕晚期性生活的危害

进入孕晚期，准妈妈的子宫已经膨胀得很大了，受到轻微刺激都可能发生强烈的收缩，导致早产。另外性生活的机械刺激也可导致胎膜早破，一旦胎膜早破，羊水外流，胎宝宝就失去了保护伞，发生宫内感染和羊水过少的概率大大增高，面临的危险大大增加。

尤其是进入孕10月后，准妈妈宫颈随时可能张开，胎膜破裂的概率大大增加，因性生活而导致宫内感染的概率也提高。调查发现，在分娩前三天内有过性生活的，有20%可发生严重的感染，在发生了产褥感染的产妇中，有一半在产前1个月内有过性生活。因此，孕期最后1个月是严格禁止性生活的。为了自己和胎宝宝的安全健康考虑，一定要绝对禁止性生活。

转移注意力克制情感

孕晚期禁止性生活，需要准爸爸体谅。在孕晚期，不光性生活导致危险的概率很大，准妈妈的性趣也很低，准爸爸可以做些别的事转移一下自己的注意力，比如想象一下一家三口的生活、看看育儿书等，对准妈妈表达感情只用温柔的拥抱和亲吻就够了。为了不影响准妈妈和胎宝宝的健康，夫妻间不但要学会克制情感，而且最好分床睡，以免不必要的性刺激。

如果孕晚期已经进行了性生活，一定要注意立刻清洗，以防止细菌感染。此外，性生活后要多观察准妈妈的反应，如果出现了强烈的子宫收缩、不正常出血、分泌物突然增多、严重下腹痛等现象，应马上平卧，并用枕头垫高臀部，使头部低于臀部，并拨打急救电话。

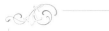

本周胎教课堂

ξ 如何巧妙化解准妈妈的多变情绪

越是临近分娩，准妈妈的情绪就越是变幻莫测，担心的问题一个接一个，心理比较脆弱，可能不顺心时还会发小脾气，这些都是正常的。准爸爸需要去包容准妈妈，让她保持一个好的情绪，这对她和胎宝宝的健康都有利，对顺利分娩也有好处。

1 随时递上几句贴心话，如"你受苦了，亲爱的"或"怀孕使你变得更可爱了"等。

2 随时想到，自己是解决妻子不良情绪的一剂良方。

3 不和准妈妈发生争执，尽量抢着做家务，尤其是较重的活儿；意见不一致时，多听妻子的意见，使她的心理得到满足。

4 经常用幽默诙谐的语言，调节准妈妈紧张消极的情绪。如"你总是愁眉苦脸、闷闷不乐，我们的宝宝会挂着伤心的泪珠出来的"；当准妈妈假宫缩肚子疼时，就说"这是咱宝宝给的下马威呀"等。

5 一起学习孕娩知识，很多准妈妈情绪不好是因为担心胎宝宝，害怕分娩。多学

习孕育知识，可以对各种情况都有所了解，不至于盲目地担忧。

6 和准妈妈一起为宝宝起名字，探讨未来宝宝的可爱模样，调动准妈妈的母爱情绪。

7 当准妈妈心情不好时，及时开导和安慰她，经常陪她散散步、听听音乐。

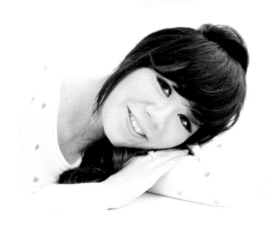

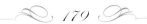
Part 9　第8个月　胎宝宝越来越顽皮

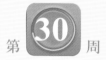

第 **30** 周

胎宝宝的发育

本周胎宝宝体重迅速增加，最高可达到1500克，身长在本周达到42厘米。

身体机能发育情况

大脑和神经系统仍在高速发育，神经系统已经四通八达，大脑向外扩张，折叠形成了更多的沟回，头部更大了。随着大脑和神经系统的发育，感觉器官能力更强，首先，视觉能力已经发育到能辨认和追踪光源了，适应了光照胎教的胎宝宝，不会再把头转开了，而是脸部跟着光源转动。眼睛会随着光线的明暗做出变化，明亮时闭上，昏暗时睁开，睁开的时候，大概可以看清子宫中的情景；其次，听觉能力达到了相当高的程度，会主动倾听来自外界的声音，最熟悉和最喜欢听到的声音是妈妈的，妈妈的声音对他有明显的安慰作用。

生殖器官发育也还没有最后完成，男宝宝的睾丸仍在腹腔中，开始沿着腹股沟向阴囊下降，进入阴囊还需要一段时间，有的要在出生后一段时间后才能完成这一步；女宝宝的阴蒂突出，而覆盖阴蒂的小阴唇还没有最后形成。

胎宝宝的外形变化

胎宝宝体重的增加很大一部分功劳来自皮下脂肪的增加，现在的皮下脂肪已经蓄积到了比较理想的状态，皮肤褶皱不那么多了，慢慢变得平滑起来，胎宝宝就显得光润、可爱了。

胎动减少

由于胎宝宝的体型变大了，子宫里的活动空间更显小了，此后胎宝宝在子宫中的位置就相对固定了，胎动也比较受限制了，像转动、翻身等大动作不再像以前那么多了。

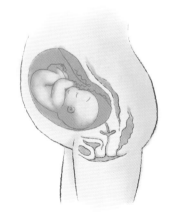

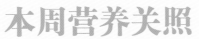

本周营养关照

ξ 帮助缓解便秘的食物

因为胎宝宝还在长大，子宫压迫到肠，加上补钙的原因，准妈妈现在可能会频繁地便秘，除了适当活动并保持良好的心情外，还应多吃一些对缓解便秘有帮助的食物。

可缓解便秘的食物

红薯：富含利于胎宝宝发育的多种营养成分，同时其所含的食物纤维能有效刺激消化液分泌和胃肠蠕动，促进通便。

酸奶：含有新鲜牛奶的全部营养，其中的乳酸、醋酸等有机酸，能刺激胃分泌，抑制有害菌生长，清理肠道，缓解便秘。

竹笋：富含B族维生素及多种矿物质，具有低脂肪、低糖、多纤维的特点，能促进肠道蠕动、帮助消化、消除积食、防止便秘。

扁豆：豆荚中的膳食纤维丰富，常吃可以促进排便通畅。不过烹煮时间宜长不宜短，没煮熟的扁豆带有一定毒性。

圆白菜：富含维生素、叶酸和膳食纤维，多吃可促进消化、预防便秘，提高人体免疫力。

生菜：极富营养，常食用能改善胃肠血液循环，促进脂肪和蛋白质的消化和吸收，清除血液中的垃圾，排肠毒，防止便秘。

豌豆：富含人体所需的各种营养物质，促进新陈代谢，提高人体免疫力，利于胎宝宝发育，还具有清肠作用，可防止便秘。

此外，适当地吃些香蕉、黑芝麻、核桃仁、优酪乳等，也能帮助润肠通便。

良好的习惯可防便秘

1 定时排便。不管有没有便意，应养成每天早起排便的习惯，长期坚持就会形成条件反射，从而减少便秘的发生。

2 掌握饮水的技巧。早起喝一杯温开水可刺激肠胃蠕动，白天在固定的时间里饮水，大口大口地饮（不是暴饮），使水尽快到达结肠，让粪便变得松软，容易排出。

3 少吃多餐，每次吃到八分饱。每次吃到撑，就说明吃得太饱了。吃得太多会加重肠胃负担，渐渐的导致肠胃运作能力变弱，从而引发便秘。

本周日常护理

ε 坚持体检，监测腹围和宫高

孕晚期仍然要坚持监测腹围、宫高。

测量腹围宫高的意义

测量腹围和宫高的意义在于：两者结合可以比较准确地判断羊水多少，而且，腹围、宫高与胎宝宝的大小关系非常密切。所以，孕晚期要坚持测量腹围及宫高，以估计胎儿宫内发育情况，同时了解胎宝宝宫内发育情况，是否发育迟缓或巨大儿，可以帮助准妈妈及早发现异常并使其有可能通过及时治疗得到纠正。

腹围的变化规律

在孕晚期，腹围仍然稳定增长，孕8月上限为95厘米，下限为84厘米，标准值为89厘米；孕9月上限为98厘米，下限为86厘米，标准值为92厘米；到了孕10月，上限为100厘米，下限为89厘米，标准值为94厘米。在孕34周后，如果腹围增长过快，超过上限，可能表示羊水过多。羊水过多预示着准妈妈可能患有某些妊娠并发症，比如妊娠糖尿病、妊娠高血压综合征等；也有可能预示着胎宝宝有缺陷，比如无脑儿、脊柱裂等，都需要做进一步检查进行确认。

不过，腹围增加值，还与准妈妈腹部脂肪量有关。另外，也和测量的手法有关，需要多测几次，最终是否增加过多还要由医生来诊断。

宫高的变化规律

从怀孕后，子宫就一直在拉伸，位置也不断上升，到了孕32~34周时，宫高应达到胸骨剑突下1~2横指。此时，宫高如果增长不明显或者有所降低说明羊水可能过少。羊水过少，胎宝宝容易出现宫内窘迫，并增加剖宫产的概率，严重时甚至会胎死宫内。

不过，宫高并非只升不降，到了孕38周以后，一般都不再继续上升了，大部分都会出现下降现象。这是因为胎头开始降入骨盆，胎宝宝和子宫底都整体下移导致的。

还有的准妈妈腹围和宫高都不再增加，可能有其他的疾病，也值得提高警惕，要及时检查。

本周胎教课堂

ε 《面朝大海，春暖花开》

这是诗人海子的一首诗歌。语言朴素明朗，隽永清新，向我们描述了一个计划中的美好生活场景，以及诗人真诚善良的祈愿。

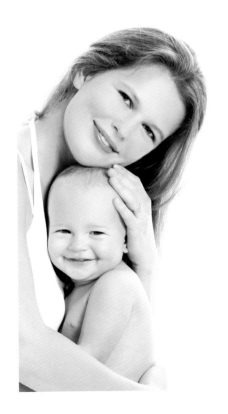

面朝大海，春暖花开

从明天起，做个幸福的人

喂马，劈柴，周游世界

从明天起，关心粮食和蔬菜

我有一所房子，面朝大海，春暖花开

从明天起，和每一个亲人通信

告诉他们我的幸福

那幸福的闪电告诉我的

我将告诉每一个人

给每一条河每一座山取一个温暖的名字

陌生人，我也为你祝福

愿你有一个灿烂的前程

愿你有情人终成眷属

愿你在尘世获得幸福

我只愿面朝大海，春暖花开

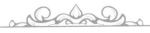

小贴士

读读这首诗歌吧，感受这个尘世的新鲜可爱，感动于诗中充满生机的幸福生活。

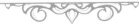

Part 9　第8个月　胎宝宝越来越顽皮

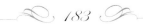

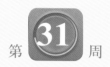

第31周 胎宝宝的发育

本周胎宝宝的体重和身长略有增长，体重约1600克，身长大约为44厘米。

身体机能发育情况

胎宝宝的主要内脏器官基本都发育完全，胃、肠、肾等功能可以媲美出生以后的水平，消化液正在练习分泌，膀胱在加紧练习储存小便和排泄小便的本领，骨骼、关节很发达，免疫系统也相应发育。

最关键的是肺部发育基本完成，肺泡表面活性物质已经合成，这种物质是肺泡膨胀张开不可缺少的，是宝宝将来实现自主呼吸的关键物质。这种物质非常重要，合成之后，胎宝宝出生就能进行自主呼吸了，即使此时出生，也可以啼哭，可以自主呼吸了。在体内，胎儿的各个器官继续发育完善，肺和胃肠接近成熟，并具备了呼吸能力和分泌消化液的能力。

现在，胎宝宝的大脑反应更快、控制身体更自如了，能够熟练地转头，随意地睁眼、闭眼，当有光线进入子宫的时候，还会把手伸向光源，做出触摸的动作，好像想摸摸光线一样。当宝宝伸出手的时候，通过B超可以清晰地看到手指被指甲完美地保护起来了。

胎宝宝的外形变化

在本周，胎宝宝的皮下脂肪增厚，将皮肤下的血管都遮挡住了，因此皮肤逐渐由红色变成了粉红色，更像一个新生儿了。

其他变化

进入孕31周，子宫里的羊水有所减少，胎动幅度继续受限制，而且这种限制会一直持续下去，并且越来越大，明显胎动的次数将越来越少。虽然次数减少，但胎动仍然有规律，准妈妈还是要继续关注胎动。

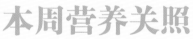

本周营养关照

ξ 注意控制盐分摄入量

在孕期，如果体内的钠含量过高，血液中的钠和水会由于渗透压的改变，渗入到组织间隙中形成水肿并使血压升高。盐分中含有高量的钠，准妈妈如果吃得太咸，短期内也许不会对自身和胎儿造成影响，然而，如果出现了妊娠高血压综合征，就可能给怀孕及分娩带来严重危害。因此准妈妈在怀孕期间一定要控制好盐分的摄入，尤其在怀孕中期、后期，准妈妈的食物要尽量清淡一些，必要的情况下，还要采用无盐膳食。

降低钠摄入的窍门

1 如果使用酱油、大酱调味，就应相应减少盐的投放量，20克酱油或大酱的含盐量约为3克。

2 改变用盐习惯，烹炒和煮熬时不加盐，出锅后将盐末直接撒在菜肴的表面和汤里。

3 尽量少吃腌渍食品和熟食，像蒜香骨、盐鸡、腊肉、烧肉等均含有十分高的盐分。

怎样改变准妈妈口味重的习惯

1 习惯重口味的人因为长期对味蕾的刺激关系，一下子降低盐分可能会造成味觉上的不适应，为避免因此影响食欲，可在烹调时，改用葱、姜、蒜之类的香料来提味，消除短时间的不适应感，久而久之可养成少用盐的习惯。

2 炒菜时可改用低钠盐。低钠盐主要是将盐分内的钠离子减半而以钾离子来代替，口味上不会有太大的差异，增加了钾还可以起到降血压、保护血管壁的功能，减少患脑卒中和心脏病的危险。唯独肾脏功能不佳、患有尿毒症，以及使用保钾利尿剂的患者，绝对不可以吃低钠盐。因为低钠盐中的钾含量较高，会积存于患者体内，无法顺利排出，很容易造成高钾血症以及心律不齐、心力衰竭的危险。

3 选购调味料（酱）如番茄酱、蒜盐、沙茶酱、蚝油、味噌、豆瓣酱、甜面酱、豆豉、虾油时，先细细看清楚罐外的标示，养成注意钠含量的习惯，有意识地避开高盐分的食品，如酱菜、腌肉、咸鱼、腊肉和罐头食物等。

Part 9 第8个月 胎宝宝越来越顽皮

本周日常护理

ξ 孕晚期牙龈出血正常吗

很多准妈妈在孕晚期都可能出现牙龈出血、水肿的现象，水肿严重的时候就像牙龈和牙齿已经分离了一样；还有部分准妈妈甚至严重到了没法咀嚼、吃饭的地步，导致准妈妈非常痛苦。那么，为什么孕晚期会牙龈出血呢？

孕晚期牙龈出血的原因

孕晚期牙龈出血、水肿的原因是准妈妈体内的雌激素、孕激素增加较多，牙龈的毛细血管扩张、弯曲、弹性减弱，以致血液瘀滞在牙龈，引发了牙龈炎。这是正常现象，会随着妊娠的结束而自动痊愈，如果症状较轻，无须进行治疗。

孕期牙龈肿胀的另一个原因是牙龈毛细血管的通透性比较强，使得大量体液渗入。

如何缓解牙痛

1 保持口腔清洁。得了牙龈炎后，要勤刷牙，有的准妈妈因为担心牙龈出血就减少刷牙次数，这是不对的，可能导致更严重的牙病。不过可以更换牙刷，选一个刷毛更加柔软、刷头有弹性、刷柄弯曲度比较高的产品，这样刷牙的时候牙刷对牙齿和牙龈的刺激比较小，可减少出血现象。另外，要多漱口，每次吃完东西都漱口，尽最大可能保持口腔卫生。

2 适当按摩。准妈妈可以每天按摩牙龈3次，以增强局部血液循环，提高局部抵抗力。

3 注意调整饮食。得了牙龈炎，准妈妈不应吃坚硬的食物，也不宜吃刺激易上火的食物，而应挑选质软、不需要多咀嚼且易于消化的食物，以减轻牙龈负担，避免损伤。此外，孕期如果吃过于油腻肥厚的食物容易导致口腔环境变差，滋生细菌，因此准妈妈要注意饮食清淡。

4 补充维生素C可以增强毛细血管弹性，降低通透性，从而缓解牙龈肿胀。准妈妈可以多吃含维生素C丰富的新鲜水果和蔬菜或者服用维生素C片。

如果牙龈肿胀已经到了影响进食的地步，就需要看医生了，请医生做出适当的治疗，以免耽误胎宝宝的营养供应。

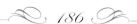

本周胎教课堂

读诗歌《孩童之道》，感受为人父母

孩子为什么会来到这个世界上，成为你的宝贝？泰戈尔的《孩童之道》这首诗将给你一个不一样的答案。

孩童之道

如果孩子愿意，此时他就能飞上天堂。

他之所以没离我们而去，这不是没有原因的。

他喜欢将头靠在妈妈的胸间休息，一刻也不能忍受将视线离开她的身体。

孩子知道各种各样的乖巧话，尽管世间很少有人能理解这些话的含义。

他从来不说，这不是没有原因的。

他想要做的一件事，就是学习从妈妈嘴里说出的话语。那也是为什么他看起来如此天真的缘故。

其实，孩子拥有成堆的金子和珍珠，然而他却像个乞丐一样来到这个世界上。

他之所以以假扮的方式来，这不是没有原因的。

这个可爱的小小的裸露着身体的小乞丐假装成完全无助的模样，便是想向妈妈乞求得到爱的财富。

孩子如此无拘无束地生活在这小小的新月世界里。

他之所以放弃了他的自由，这不是没有原因的。

他知道在妈妈内心小小的角落里充满着无穷无尽的快乐，被妈妈亲爱的臂膀拥在怀里的甜蜜要远远超过自由的获取。

孩子从来不知道怎样哭泣，他居住在完美的乐土上。

他选择了流泪，这不是没有原因的。

尽管他带着微笑的可爱的小脸儿引动着妈妈的心向着他，然而他的因为细小的麻烦引起的小小的哭泣，却编织成了怜与爱双重约束的纽带。

——选自泰戈尔的《新月集》

Part 9 第8个月 胎宝宝越来越顽皮

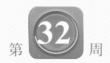

胎宝宝的发育

第 **32** 周

胎宝宝的体重在本周有大幅度的跃进，有的能达到2000克左右，不过身长并不会有什么大变化，仍然在44厘米左右。

身体机能发育情况

胎宝宝的神经系统在本周的变化最大，脑细胞神经通路完全接通，并出现了神经冲动，脂质鞘形成，对神经纤维起到了保护作用，可以使神经冲动更快传递。从此以后，胎宝宝进行复杂学习和运动的能力会逐渐增强，意识也会越来越清楚，对外界的刺激更加敏感，而且开始学会区别白天和黑夜。这段时间准妈妈规律作息对胎宝宝将来形成规律的作息习惯很有好处。

各个器官继续完善着自己。胃肠接近成熟，正在做着分泌消化液"课前"预习。肺每天勤奋地锻炼着"身体"，并且从来没有放弃过对呼吸能力的练习。胎宝宝喝进去的羊水，经过膀胱又排泄到羊水中，为出生后的小便功能进行"彩排"。不用担心，羊水有自我置换功能，胎宝宝的小房子不会受到污染。

大多数胎宝宝在这个时候已经基本固定在头朝下的体位了，为出生做着准备，但也有部分胎宝宝没有这样做。

胎宝宝的外形变化

胎宝宝的皮下脂肪继续储备，越来越厚实，连原本皱皱巴巴的小脸蛋都变得光润了。这层脂肪在此后的一段时间还会加速储备，这在出生后还有一个用处，就是保暖。从此时起到宝宝出生，胎宝宝的体重至少还会长1000克左右，这段时间可以看作是宝宝的冲刺阶段。

在这段时间里，胎宝宝的身体、四肢、头部的比例将发育得更协调。此时的胎宝宝胎毛开始脱落，不再像之前一样毛茸茸的了，只在背部和双肩还留有少许，这样在他出生后就不会显得毛茸茸的了。脱落的胎毛会被胎宝宝吞下去，最后形成胎便储存在肠道里。

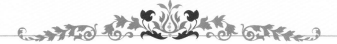

本周营养关照

ξ 准妈妈咳嗽的食物治疗法

准妈妈孕期要注意预防感冒，但百密难免一疏，虽然准妈妈一直小心防范，但还是不能保证不感冒。孕晚期如果感冒咳嗽，不光咳起来容易腹部疼痛，而且每一次咳嗽都会格外担心胎宝宝的安全。咳得太多或太过激烈，还会使腹压增加，严重的甚至导致早产。所以，咳嗽一定要治疗，不过医生因为担心影响胎宝宝，用药通常较为温和，药效缓慢。因此在配合医生用药时，准妈妈可以采用食疗的方法，既安全又有效。

止咳的食疗方

1 烘烤橘子：在橘子底部挖一个洞，塞入一些盐，用铝箔纸包好放入烤箱中烤15~20分钟，去皮趁热吃或者把橘皮晒干，加水煮茶，对治疗咳嗽都有奇效。

2 冰糖炖梨：将新鲜的梨去皮、去核，放入瓷碗中，加适量冰糖，隔水蒸软食用，可润肺止咳，注意不要太甜，否则会使咳嗽加剧。

3 川贝炖梨：将新鲜的梨去皮去核，加川贝粉10克，放入瓷碗中隔水蒸软，趁热食用。

4 白萝卜饴：将白萝卜切成1厘米大小的方丁，放入干净、干燥、带盖子的容器中，加满蜂蜜，盖紧盖子，腌渍3天后放入冰箱保存，每次食用时舀出少许加温开水饮用。如果没时间腌渍，可将白萝卜磨碎，加1/3量的蜂蜜拌匀，再加温开水饮用，止咳效果很好。

5 糖煮金橘：将金橘洗净，每个金橘用牙签戳2~3个洞，加水淹没煮沸后，加入冰糖，继续煮至软烂，趁热食用。没喝完的，放入冰箱保存，每次食用舀一些加温水即可。

以上方法功效都差不多，准妈妈可选择自己喜欢吃的和方便获得的食材做食疗。

止咳要注意忌口

在做食疗的同时要注意不吃糖果、饼干等甜食，也不要吃冰冷的、干的、易上火的食物，这些都不利于咳嗽痊愈。另外，在咳嗽剧烈的时候，含一口温开水在口中也有很好的止咳效果。

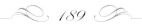

本周日常护理

ξ 为即将到来的宝宝布置一间婴儿房

离宝宝出生的日子越来越近了，准妈妈需要做的准备工作也越来越多，为避免到时候手忙脚乱，趁着现在还有空闲时间，为宝宝准备一间安全舒适的婴儿房吧。

安全是首要原则

刚出生的宝宝对子宫外的环境还不适应，抵抗力较弱，因此房间里的家居和墙漆要采用环保材料，以免宝宝受到有毒气体的伤害。不要一味追求视觉的漂亮，其实旧房间比装修不久的新房间更适合宝宝。

婴儿房间不要放置过多的物品，婴儿床周围及上方不要摆放过多的杂物，防止碰落砸伤宝宝。

出于安全的考虑，在宝宝1岁以内一般不适合单独睡一间房，所以在婴儿房里也要给妈妈准备一张大床。

如何让婴儿房更舒适性

在朝向方面，最好选择朝南的房间作为婴儿房，这样一天之中就能接受相对充足的阳光照射。

室内要经常通风，保持空气新鲜。室温要保持在16℃~24℃之间，同时空气不能太干燥。可在室内挂一个温度计，以便随时观察温度的变化。

婴儿床不要放在窗边，以免宝宝受风感冒以及阳光直射宝宝的眼睛。另外，灯光也不宜过强，柔和的光线才不会刺激宝宝的眼睛。

婴儿房的整体颜色宜选用淡雅、柔和又不失活泼的暖色调，如粉色、黄色、橘色、淡绿等，尤其是淡蓝色，对宝宝的中枢神经系统有良好的镇定作用。不要大面积使用容易产生压抑感的冷色调，还要注意墙壁、天花板、窗帘等色调的协调。总之色彩要丰富、温暖、明快，有利于促进宝宝的视力发育。

婴儿房的装修不要过于复杂，否则随着宝宝的长大，室内风格需要变换时就不太方便了。

本周胎教课堂

亲近大自然，进行美的胎教

大自然幽静、清爽、舒适，令人赏心悦目。在亲近大自然的时候，要记得告诉胎宝宝你看到了什么美丽的事物，将内心的感受描述给腹内的胎宝宝，如蔚蓝色的天空、翩翩起舞的蝴蝶、歌声悦耳的小鸟、沁人心脾的花香等。让胎宝宝感受到，大自然是我们旷达而亲切的母亲，任何时候，它都是我们心灵的宁静港湾。准妈妈常常亲近大自然，日后胎宝宝也会更宽容开朗，惹人喜爱。

常到附近林间或草地去走走

早上起床后，如果天气不错，不妨到有树林或者草地的地方去散散步，走一走，感受一下一天中大自然带来的最清新的感觉，呼吸一下新鲜的空气。在欣赏秀丽的大自然景色的同时，充足的氧气能使得血液更加新鲜，胎宝宝会像喝足水的庄稼一样高兴起来，就如同他也亲眼看到了美丽的大自然一样。

培养宝宝美的意识

胎宝宝在母体内可以感受到母亲的举动和言行，胎宝宝出生后的性格、习惯、道德水平、智力等各个方面都与母亲有一些关系。母亲对美好的东西有感受，并传递给胎宝宝，他（她）就拥有了朦胧美的意识，出生后一般也较其他婴儿聪慧、活泼、可爱，宝宝与母亲的关系会因此而倍加亲密，因此，注重对胎宝宝美的教育是必要的。

美是相通的，准妈妈在闲暇时间，可以多欣赏一些具有美的感召力的绘画、书法、雕塑以及戏剧、舞蹈、影视文艺等作品，接受美的艺术熏陶，并尽可能地多到风景优美的公园及郊外领略大自然的美。

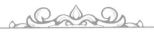

小贴士

外出时要记得多带一件宽松的衣服，保暖对准妈妈很重要，随身携带一件衣服是个好习惯。

Part 10

第 9 个月

（33~36周）

为出生做准备

Wei Chu Sheng Zuo Zhun Bei

　　佳期如梦，距离预产期越来越近，那个美好的日子让人既紧张又期待。在这个日子到来前，准妈妈一定要加倍小心地保护自己和胎宝宝。

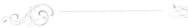
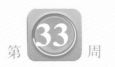

第33周

胎宝宝的发育

孕33周的胎宝宝，身长长到了45厘米，体重约有2200克。

身体机能发育情况

本周，胎宝宝骨架已完全形成，不过骨头仍然柔软易折，尤其是头骨，非常软，而且每块头骨之间都有空隙。较软的骨质和头骨间的缝隙可以让胎宝宝在通过产道的时候有更大的伸缩空间，可以让生产更顺利。

胎宝宝的生殖器发育有了进步，大多数的男宝宝的睾丸降到阴囊里了，女宝宝的阴唇明显隆起，左右相互紧贴在一起，到这个时候，胎宝宝的生殖器发育已接近成熟。

到了孕33周，如果是第一胎，胎宝宝的头部就会开始向骨盆下降，到最后紧紧压在子宫颈上。如果不是第一胎，就会等到34周才开始入盆。完全入盆后，再想转变胎位就很难了，只能接受现实，考虑与现有胎位相应的生产方式了。

胎宝宝的外形变化

本周起，胎宝宝的体重还会快速增加，增长总量比此前这么长的时间里的增长总量还要多，不能不说他是在冲刺阶段了。皮下脂肪增加非常迅速，身体变得滚圆，远离了又红又皱的状态。不过也有的胎宝宝营养吸收不良，在出生时还像一个小老头似的，需要喂养一段时间才能追上其他的宝宝。

有的胎宝宝在此时头发已经非常浓密，不过也有的胎宝宝仍然比较稀少，手指甲和脚趾甲长很长了，不过还不足以完全覆盖住手指头和脚趾头。

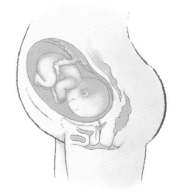

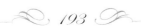

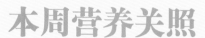

本周营养关照

ξ 补锌和维生素B₁可增加宫缩力量

子宫收缩力是临产后的主要产力，贯穿于分娩全过程，对于准妈妈能否顺利生产是很重要的，如果宫缩力量强，缩短产程时间，让生产更顺利；相反，如果子宫收缩无力，就会延长产程，时间太长会导致胎宝宝缺氧，如果情况严重，就需要放弃顺产，改为剖宫产了。引起子宫收缩力不强的原因很多，其中锌和维生素B₁的缺乏是一个重要因素。

锌可增强子宫收缩力

缺锌会降低子宫的收缩力，增强分娩痛苦和出血量，所以准妈妈在怀孕期间一定要注意补锌，因为只有这样才能在生产时更加顺利。

在孕晚期，准妈妈每天锌的需要量约为30毫克，一般无须采用药物来补充，日常多食用些含锌食物就可以满足需要，含锌丰富的食物很多，肉蛋类及蔬菜水果类都普遍存在。

含锌丰富的肉蛋类食物有：瘦肉、猪肝、鱼类、蛋黄以及牡蛎等，建议准妈妈在孕晚期适当食用。而很多蔬菜、水果的含锌量也是不可忽视的，比如豆类、花生、萝卜、大白菜等，也都要合理食用。但需要注意的是准妈妈要避开影响锌吸收的各种因素，如日常生活中的味精，如果吃过多味精，会降低体内锌水平，从而影响体内锌的含量。此外，补铁过度会排挤锌的吸收，所以孕晚期准妈妈不要吃太多味精，如果服用铁制剂，也要注意格外补锌。

建议准妈妈在孕晚期最好做一个血锌水平的测量，如果缺乏严重，食物补给满足不了时，可根据需要遵医嘱补充锌制剂。

维生素B₁可增强肌肉力量

维生素B₁可增强肌肉力量，准妈妈在孕晚期也需要补充，一般每天补充约1.8毫克，采用食补即可满足需要。粗粮中，维生素B₁含量较高，日常食谱中搭配粗粮可提高其摄入量。另外，油条、油饼等煎炸食物，其中的维生素B₁已经被破坏殆尽，起不到补充作用，所以准妈妈要少食用该类食物。

本周日常护理

ξ 可以坚持工作到产前

准妈妈孕期坚持上班是很有好处的，除非准妈妈身体条件不允许。

孕期坚持上班可以缓解妊娠不适

上班族准妈妈因为有良好的工作生活习惯，妊娠不适也会有所减轻，而集中精力工作是缓解妊娠反应的一种有效办法。

孕期坚持上班可以减少"致畸幻想"

由于妊娠反应和体质的变化，准妈妈在兴奋之余，也许会感到心情焦躁，会有一些担心，不知宝宝是否健康?一部分抑郁或敏感气质的女性，越临近生产的时候越可能产生"致畸幻想"，担心宝宝生下来唇裂、斜颈或长六根手指等，这种担心在一个人独处时会明显加重，而忙碌会冲淡这种担忧。

孕期坚持上班利于准妈妈保持良好心态

孕期坚持工作能使准妈妈保留原来的社交圈，同时准妈妈也会发现，不论是原先争强好胜的同事，还是比较难缠的客户，这一阶段，都很少对一位"大肚婆"吹毛求疵。众人态度的友善，将对准妈妈保持乐观情绪十分有益。

孕期坚持上班可以促进胃肠蠕动，减少便秘发生

准妈妈因为生理原因，胃肠蠕动减弱，如果没有外出工作的动力，人会变懒，而"懒惰不思动"，活动减少，则更易出现消化机能降低，将导致体重激增和便秘发生，同样也不利于胎宝宝发育和分娩。

孕期坚持上班可以利于分娩，易于产后恢复

孕期坚持上班，有利于拓展准妈妈的骨盆、增强腹部与腿部的韧劲，易于保持体重和体形，另外，职场生活的艰辛使职场准妈妈可以更加坦然地面对分娩时肉体上的疼痛与心理上的巨大压力，利于分娩，而且经常活动的准妈妈其产后恢复也相对较快。

本周胎教课堂

停止胡思乱想，拒绝产前抑郁

距离生产越近，准妈妈就越会对分娩产生恐惧，要及时调整，以免引起产前抑郁。

了解产前抑郁

产前抑郁一般表现为容易哭、情绪低落、食欲缺乏、极度缺乏安全感等。因身体或心理的变化，准妈妈可能会衍生一些与平常心态反差比较大的负面情绪，这就是产前抑郁。生产过程的痛楚，是否会诞下畸形胎儿，是否会难产等，这些都可能成为准妈妈担心的因素。

职场准妈妈更要注意产前抑郁

如果身处职场，相较于全职准妈妈而言，会面临事业和怀孕的双重压力，若是事业心比较重，甚至担心怀孕和生育后身材走样，害怕产后会失去怀孕前的一切，则更容易被产前抑郁所困扰。

准爸爸要多帮忙

准爸爸要密切关注准妈妈的心理变化，多关心、体贴她，不给她压力，多承担一些家务，让她保持愉快和稳定的情绪。帮助她了解分娩常识，减轻对分娩的恐惧感和紧张感。对于职场准妈妈，更应多沟通，及时排解她的工作烦恼，鼓励她，帮助她保持自信。

要多放松心情

准妈妈要试着及时调节情绪，放松心情，平时适当地进行户外运动，保持充足的孕期营养和休息。

如果身处职场，则应端正自己的认识，多以那些当了妈妈的成功职场女性为榜样，要知道很多妈妈并没有因为怀孕而失去职场地位。

赶走抑郁的两个秘密武器

1 睡好觉。

2 做到"三个不"，即对今天不生气，对昨天不后悔，对明天不担心。

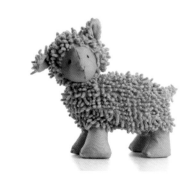

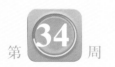

第34周 胎宝宝的发育

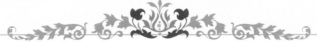

进入34周，胎宝宝的皮下脂肪还在不断蓄积，胎宝宝越长越胖，本周体重会达到2300克左右，身长可达48厘米。

大部分的胎宝宝在本周都已经入盆，胎位很难再改变。不过，胎位无法纠正，也不见得就非得剖宫产，很多都能顺产，而且并没有太大的难度，一般医生会根据实际情况做出判断，所以准妈妈可以不必太在意，只要听从医生安排即可。

现在的胎宝宝感受力非常强，如果准妈妈此时总是担心胎位的问题，情绪不良，对胎宝宝影响很不好，所以准妈妈不要受胎位不正的影响，尽量坚持数胎动、做胎教等，让生活一如往常是最好的。

现在胎宝宝的身体骨骼变得结实起来，不过头骨仍然维持较柔软的状态，头骨之间的空隙也不会合上。在这段时间准妈妈要注意不能补钙过头，否则全身骨骼和头骨变得太硬，就很不利于顺产了。

中枢神经系统继续发育，消化系统和排泄系统则逐渐成熟，现在的胎宝宝每天会排出将近600毫升的尿液，肾脏制造尿液的能力相当可观。

到这个时候，胎宝宝的生命力已经非常顽强了，如果此时早产，稍加照顾，99%的胎宝宝都能够很好地存活下来，而且也很少会遗留下与早产相关的健康问题，关于早产的担心，此时可以放下了。不过准妈妈还是要留心，尽量避免早产。

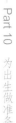

Part 10 为出生做准备

本周营养关照

ξ 避免营养超标胎宝宝过大

胎宝宝过大会造成准妈妈分娩困难，很容易引发难产、手术并发症、新生儿产伤、产后出血等危险情况，准妈妈要避免营养过剩导致胎宝宝过大。

胎宝宝过大多半与产前营养过剩有关，营养过剩是指准妈妈摄入的营养超过了自身和胎宝宝的身体需求，转变成脂肪囤积在体内，让准妈妈和胎宝宝都变得肥胖。

为了保持营养均衡，准妈妈在孕期不宜暴饮暴食，不可一味摄入过多的肉类食品，尤其不能摄入过量的高热量、高蛋白食物。

1 准妈妈每天吃2~3只鸡蛋或喝2杯牛奶，就已经可以获得足够的蛋白质，不必通过吃许多个鸡蛋来补充营养。

2 适当地吃一些主食，可以多吃芥蓝、西蓝花、豌豆苗、小白菜等深绿色的蔬菜，补充胡萝卜素、维生素C、钙、铁等营养素。

3 少食高盐、高糖及刺激性食物，特别是一些高糖水果不要多吃，可以吃一些苹果、香蕉之类的水果，但以不超过300克为宜。

4 烹饪应按少煎、炸，多蒸、煮的原则，可将一天的总量分成5~6顿进食，最好不要增加饭量。

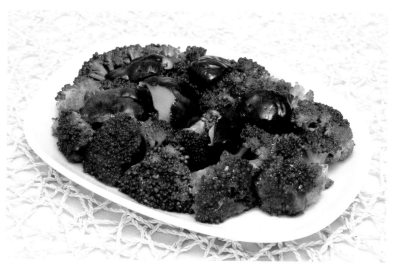

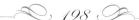

本周日常护理

ξ 了解分娩：会阴侧切

会阴侧切是产科中经常采用的助产术之一，是为了满足顺利生产的需要，生产时在会阴部做一斜形切口，叫作会阴侧切。当然，会阴侧切不是每个顺产准妈妈都要做，医生会根据生产的具体情况，视需要而进行这个手术。

需要做侧切的情况

医生在看到胎头快露出阴道口时，根据会阴的弹性和高度，评估在胎宝宝娩出时是否会导致会阴的严重撕裂；评估胎宝宝是否有缺氧情况，需要尽快娩出，然后再决定要不要施行会阴切开术；如果医生判断胎宝宝情况良好，会阴弹性很好，产程会很顺利，就可避免手术。但如果有下列几种情况之一，医生一般都会做侧切：

1 会阴弹性差、阴道口狭小或会阴部有炎症、水肿等情况，估计胎宝宝娩出时难免会发生会阴部严重的撕裂。

2 胎宝宝较大，胎头位置不正，再加上产力不强，胎头被阻于会阴。

3 一般35岁以上的高龄准妈妈，或者合并有心脏病、妊娠高血压综合征等高危妊

娠时，为了减少准妈妈的体力消耗，缩短产程，减少分娩对母婴的威胁，当胎头下降到会阴部时，就要做侧切了。

4 子宫口已开全，胎头较低，但是胎宝宝有明显的缺氧现象，胎宝宝的心率发生异常变化，或心跳节律不匀，并且羊水混浊或混有胎便。

具体在执行的时候，医生会根据当时情况来决定，当会阴有撕裂的可能或胎宝宝有窒息的可能，就会当机立断进行侧切。如果该做侧切而没做，引起会阴撕裂，伤口较侧切难愈合，严重时甚至会导致肛瘘。

会阴侧切并不痛

对会阴侧切，准妈妈不要太介意，侧切是在阵痛的当中进行的，准妈妈不会感到额外的疼痛。另外，有的准妈妈担心会阴侧切会使阴道内神经受损或把缝合线留在阴道内，阴道肌肉因此变得松弛等，其实这些担心都是没有必要的，会阴侧切后，伤口很小，只是3~4厘米长的切口，缝合用的是羊肠线，可以被人体吸收，5~6天后伤口就会愈合。

Part 10 为出生做准备

ξ 脐带绕颈是怎么回事

脐带缠绕是脐带异常的一种，以缠绕胎宝宝颈部最为多见，是脐带异常中最重要的类型之一。

脐带绕颈的原因

脐带绕颈是一种常见的脐带异常情况，发生概率为20%~25%，脐带缠绕胎宝宝颈部1周或2周的比较常见，3周及以上的少见。也有缠绕于躯干和四肢的，也统称为脐带绕颈。

脐带绕颈的原因大致有三种：羊水过多，胎宝宝在子宫内的活动空间大；脐带过长或胎宝宝的体型较小；胎宝宝运动过于频繁。

脐带绕颈的危害

脐带绕颈属高危妊娠，随时可引起胎宝宝宫内窘迫。孕末期若脐带有多处缠绕，对于胎宝宝则是非常危险的，缠绕较紧者可影响脐带血流的通过，从而影响到胎宝宝氧和二氧化碳的代谢，使胎宝宝出现胎心率减慢，严重者可能出现胎宝宝缺氧，甚至胎宝宝死亡。

脐带绕颈后给准妈妈的建议：

1 学会数胎动，胎动过多或过少时，应及时去医院检查。

2 羊水过多或过少、胎位不正的要做好产前检查。

3 通过胎心监测和超声检查等间接方法，判断脐带的情况。

4 不要因惧怕脐带意外而要求剖宫产。

5 特别要注意的是减少震动，保持睡眠左侧位。

6 在家中可以每天两次使用家用胎心仪，定期检查胎宝宝情况，发现问题及时就诊。

脐带绕颈分娩中的注意事项

脐带绕颈的发生对分娩的影响主要有两方面：

1 引起胎先露下降受阻，由于脐带缠绕使脐带相对变短，影响胎先露部入盆，并可使产程延长或停滞。

2 引起胎宝宝宫内缺氧，当脐带缠绕周数过多、过紧时或宫缩时，脐带受到牵拉，可使胎儿血循环受阻，导致胎宝宝宫内缺氧。

所以，脐带绕颈分娩时应注意：绕颈3周以上最好行剖宫产。严密观察产程，如进展缓慢或停滞应果断决策。密切监测胎心率，一旦发生胎宝宝窘迫应立即终止分娩，行阴道助产或剖宫产。

本周胎教课堂

ξ 诗歌：《乘着歌声的翅膀》，向往美好生活

海涅的"乘着歌声的翅膀"大约写于1822年，细细品味这首诗歌，仿佛可以闻到紫罗兰、玫瑰、白莲花的芳香；看到清澈的水波、碧绿的棕榈，月光下的花园，还有那善良的羚羊，心爱的人……这一切都融入歌声里、梦幻中，把人们带到了恬静、纯净，充满诗意的东方。

诗人展开想象的翅膀，畅想印度恒河原野的迷人景色，用淡淡的近乎"水彩"的笔墨，把这个恬静的天地描绘出来，将莲花、紫罗兰拟人化，又给这首诗增添了不少灵气。

迷人的异国情调就像一层轻柔的淡雾，飘逸在诗人所创造的这个神奇的世界里，而且全诗的色调透着一股秀气，像是怕着色太浓而破坏了这和谐里透着的温馨和甜蜜的气氛。诗人这种素雅、宁静的意境里透着的憧憬的甜蜜，流溢着诗人满腔的衷情。

乘着歌声的翅膀

海涅 （德）

乘着歌声的翅膀
心爱着的人
我带你飞翔
向着恒河的原野
那里有最美的地方。
一座红花盛开的花园
笼罩着寂静的月光
莲花在那儿等待
它们亲密的姑娘。
紫罗兰轻笑调情
抬头向星星仰望
玫瑰花把芬芳的童话
偷偷地在耳边谈讲。
跳过来暗地里倾听
是善良聪颖的羚羊
在远的地方喧闹着
圣洁的河水的波浪。
我们要在那里躺下
在那棕榈树的下边
吸饮着爱情和寂静
沉入幸福的梦幻。

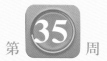

第35周 胎宝宝的发育

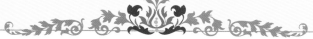

胎宝宝的身长、体重还在不断增长，本周身长约50厘米，体重可达到2500克左右。

胎宝宝的发育都进入了最后的完善阶段，两个肾脏发育完全，肝脏可自行代谢一些东西，指甲继续长长，有的可能已经超过指尖。

准妈妈的子宫壁和腹壁变得很薄，日常的明暗变化，胎宝宝都能感觉得到，如果准妈妈作息规律，宝宝就会逐渐明白当光亮照进腹壁的时候，就是活动的时间，当光亮离开腹部以后，就是休息的时间，这样慢慢也会建立起和准妈妈一致的作息规律，在光亮的时候活动，黑暗的时候休息，出生后带起来就方便很多了。也是因为腹壁和子宫壁变薄的缘故，胎宝宝的动作，即使是一些小动作也很容易发现，这些动作会把腹壁顶得明显突出。胎动动作明显了，有时候甚至能看到胎宝宝的小脚丫或小拳头，但是胎动次数相对少了。

进入35周以后，对胎宝宝的监测要密切起来，最好每周都做一次产检，或者遵医嘱。如果胎位不正，还要特别注意早期破水的情形出现，因为不是头部朝下，产道不能被牢牢卡住，所以特别容易破水。一旦发生破水，马上平卧在床，用枕头垫高臀部，打电话叫急救，不要走路或坐车到医院，以免发生脐带脱垂或宫内感染。另外，准妈妈要坚持数胎动，每12小时在30次左右为正常，如果每12小时胎动少于20次，则说明胎宝宝可能缺氧了，要尽快到医院做产前监护，少于10次，则要马上到医院就诊。

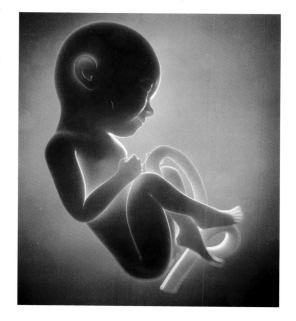

本周营养关照

ξ 有助于睡眠的食物推荐

　　好的睡眠质量对于准妈妈和胎宝宝来说是非常重要的，睡眠不好的准妈妈除了调整情绪外，不妨从饮食上也下一下功夫。下面推荐几种有助于睡眠的食物，这些对于睡眠不好的准妈妈来说是很有帮助的。

虾仁酿豆腐

　　原料：豆腐100克，虾仁50克，彩椒丝少许，香油少许。

　　做法：将豆腐洗净后，切成一寸（约3厘米）见方的方块，挖去中央部分，将虾仁洗净剁成泥，放入豆腐中央挖空的位置。将豆腐虾仁放入蒸锅中蒸10分钟；蒸熟后，淋少量香油，最后撒上彩椒丝装饰即可。

　　作用：准妈妈补钙要继续进行，这款虾仁酿豆腐，同时含有维生素D和钙质，是准妈妈补钙的好食品。

赤豆鲤鱼

　　原料：鲤鱼1条（约1000克），赤小豆100克，鸡汤1碗，陈皮、花椒、草果各7克，葱、姜、盐各适量。

　　做法：将鲤鱼收拾干净、赤小豆、陈皮、花椒、草果分别洗净，塞入鱼腹中。将鱼放入砂锅中，加适量葱、姜、盐，倒入1碗鸡汤，加适量清水，小火慢炖1.5小时。撒上葱花即可出锅食用。

　　作用：鲤鱼和赤小豆搭配可以健脾醒胃、化湿利水，能够有效减轻准妈妈的水肿症状。

醋水

　　凉凉一杯开水，倒一汤匙醋到杯子里，搅匀，临睡前半小时喝下，可以加快入睡，并让睡眠深沉、香甜。

苹果

　　苹果在中医理论中有"益心气""和脾""注脾悦心"的功效，在睡前1小时吃一个苹果，可以助眠。

牛奶

　　牛奶的助眠作用已经得到公认，其中含有色氨酸和天然吗啡类的物质，睡前1小时喝下就可安然入眠。

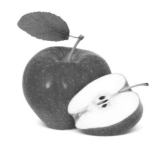

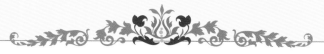

本周日常护理

ξ 列一下临产前的注意事项

随着分娩的日子越来越近了，这个时候准爸爸及其家人要做的事情也是越来越多，除了要照顾好准妈妈的饮食起居，还要向单位办理自己的产假陪护，并准备出充足的现金，安心陪准妈妈待产，分娩前的日常生活注意事项以及去医院前的一些准备工作是必不可少的。

分娩前的日常生活注意事项

1 个人卫生，准妈妈要勤洗澡，勤修剪指甲，要注意安全，不宜长时间热水浴。

2 性生活：临产前严禁性生活，防止胎膜早破和早产。

3 运动：坚持每天规律地运动，但禁止做大动作，如追赶、拥挤、登高、爬山等。

4 外出：外出要有人陪伴，独自外出时间不要过长，并要告知家人，并且别忘了带上电话。

5 营养：保证营养，多食牛奶、鸡蛋、鸡汤等。睡眠充足，积累体力。

入院前的一些准备工作及事项

以下清单所列的是入院前需要落实的事项，准妈妈可对照参考一下是否都已准备好。也可以想想还有什么需要补充的。

1 家距离医院有多远。

2 乘坐什么交通工具去医院，多长时间能够到达。

3 如果遇到交通拥堵，大约需多长时间到达医院。

4 是否预先熟悉过从家到医院的路程。

5 当一条路堵塞时，有没有其他的路可供选择。

6 是否已经安排好专人时刻守护在准妈妈身边。

7 是否将家里的事情全部安排好，有没有请人帮忙看家和料理家务。

8 工作的事情是否交接并安排好了，有没有告知上司和同事自己的预产期。

 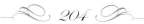

本周胎教课堂

♪ 听《晨光》，感受生命如阳光初洒

　　《晨光》是由班得瑞乐团所作。班得瑞乐团是一群生活在瑞士山林的音乐精灵，他们是由一群热爱生命的年轻作曲家、演奏家及音源采样工程师组成的团队。热爱生活、热爱大自然让他们心灵纯净，从不因自己制作的音乐被人欣赏而在媒体曝光，一旦开始执行音乐制作，便深居在阿尔卑斯山林中，直到母带成品完成。

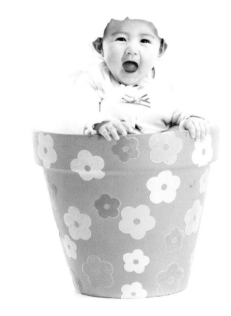

　　置身自然山野中的生活，让班得瑞乐团拥有源源不绝的创作灵感，也拥有最自然脱俗的音乐风格。这首《晨光》排笛与横笛交错吹奏，将日与夜的交替表现得恰到好处，静静聆听下更添空灵之感。

　　聆听这首曲子会感染于它优美的自然音乐，乐曲中表现的晨光柔和而又充满活力。旭日东升之时，曲中新鲜的朝气将你从梦境中唤醒，加入清新的早晨，你会看到一个格外美好的世界，仿佛眼前有一片享受着晨光的绿油油的麦田，人们正在起床，孩子们正在上学的路上欢唱……

小贴士

　　优美的旋律一般都会使人心情舒畅，所以准妈妈做胎教时选择那些自己真正欣赏与喜欢的音乐，效果才更好。

Part 10　为出生做准备

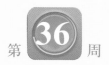

胎宝宝的发育

进入孕36周之后，胎宝宝的身长基本上不会再有多少明显变化，算一算，他的身体已经是当初胎芽体积的1000倍，变化非常惊人。体重在此后仍在快速增长，甚至可以达到每天28克的增加量，在本周体重能达到2800克左右。宝宝将来出生的体重，医生现在可以通过B超检查和触摸估计出来，不过有一定的误差，还要看接下来的4周的增长情况。

身体机能发育情况

现在，胎宝宝即使在熟睡的状态下也容易被惊醒，这是因为他的中枢神经系统已经接近成熟，听力更好、反应更灵敏的表现。胎宝宝的听力好，做语言胎教效果特别好，准妈妈要坚持跟胎宝宝说话，胎宝宝现在喜欢高而尖的声音，准妈妈可以模仿小孩子的说话方式跟宝宝说话。

胎宝宝的外形变化

胎宝宝的身体现在接近完美，手肘和膝盖处凹了进去，手腕和颈部四周形成褶皱，胎毛还在继续脱落，部分胎脂也开始脱落。胎脂也会被胎宝宝吞下去，变成胎便积聚在肠道里，等到出生后再排出。另外，胎宝宝的指甲在这个时候生长速度有点快了，很快都会长得超过指尖，将指甲完完整整都包裹住。

随时可能出生了

胎宝宝入盆后，在妈妈腹中的位置逐渐下降，准妈妈前一段时间经常出现的呼吸困难和胃部不适等症状开始缓解，但另外一些不适感如尿频、腹坠腰酸的感觉加重，好在很快就要过去了。

到本周末，胎宝宝就可以称作是足月儿了，从这时开始，宝宝随时都可能出生，准妈妈要做好生产的准备。

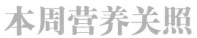

本周营养关照

分娩需要储备能量

一般来说，初产妇自然分娩的全过程大约需要12个小时，大部分时间是在宫缩，包括进产房之间的几个小时，在此期间不太吃得下东西，而消耗量却十分巨大，此时的能量来源大多数依靠最近几天的储备，所以，到了随时面临分娩的孕10月，尤其是接近预产期时，要注意储备一些供分娩用的能量。

临产适当吃一些营养价值高热量高的食物

临产前，准妈妈的心情一般比较紧张，不想吃东西，或吃得不多，所以应尽量选择体积小、营养价值高的食物，比如鸡蛋、牛奶、瘦肉、鱼虾和大豆制品等都是不错的选择。同时应该限制脂肪的过多摄入，以免胎宝宝过大，影响顺利分娩。

到了宫缩间隙，可以准备一些含糖量高的食物给准妈妈补充体能，比如蛋糕、巧克力等，它们能迅速产热，提供分娩所需要的能量，尤其是对那些产前几乎吃不下东西的准妈妈来说，特别有必要。

少食多餐、易于消化

此时进餐的次数每日可增至5餐以上，以少食多餐为原则，同时，为防止胃肠道充盈过度或胀气，确保顺利分娩，每顿食物应少而精，以半流质、新鲜而且味美的食品为主，如排骨汤面、瘦肉粥等，尽量符合准妈妈的口味。

小贴士

假如准妈妈实在吃不下东西，吃了就反胃呕吐，也不要太勉强，分娩时医生会考虑通过输入葡萄糖、维生素来补充能量。

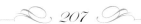
Part 10　为出生做准备

本周日常护理

ξ 学会分辨真性阵痛和假性阵痛

阵痛是分娩的产兆之一，也是决定准妈妈是否需要入院待产的重要指标，但是阵痛又分为真性阵痛与假性阵痛，而假性阵痛发生时，却不需要入院待产，所以准妈妈要了解真性与假性阵痛的区别，以免弄得草木皆兵，引起不必要的紧张。

真性阵痛与假性阵痛的区别：

类别	规律性	收缩频率	阵痛部位
假性阵痛	无规律	频率和维持的时间都不规律，会因为休息或改变姿势而缓解	子宫局部疼痛（胎宝宝的踢动也可能引起子宫局部疼痛）
真性阵痛	有规律	每5分钟会收缩一次，每次收缩超过50秒愈来愈痛	整个子宫

总之，假性阵痛和真性阵痛最大的差异在于痛的频率、部位，以及持续的时间，一般而言，初产准妈妈的阵痛必须每5分钟痛一次，每次约持续50~60秒，才算是真性阵痛，若达不到这个数值，都可视为假性阵痛。而经产准妈妈若出现真性阵痛，时间一般会较晚，所以经产准妈妈的阵痛通常就是真性阵痛了。

假性阵痛的原因

假性阵痛是让准妈妈们闻之色变的一个生理症状，既然名为假性阵痛，也就是妇产科医生开玩笑地说："就是白痛了！"引起假性阵痛的原因是多方面的，究其主要原因是准妈妈体内缩宫素的分泌所导致，即将分娩时，准妈妈体内会开始分泌缩宫素，缩宫素一方面会诱发乳汁分泌，另一方面也会引起子宫收缩。而子宫收缩便会引起阵痛感，许多准妈妈都想知道"当假性阵痛出现后，何时会转为真性阵痛？"一般来说，初产准妈妈可能为2~3周，经产准妈妈可能短至一两天，没有一定的确切数值，因此准妈妈只能耐心观察等待了。

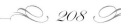

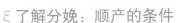
了解分娩：顺产的条件

自然分娩也就是所说的顺产，能使胎宝宝在分娩过程中通过产道的挤压作用进一步刺激他们的脑和肺的发育，顺产的宝宝会比剖宫产的宝宝更健康更聪明，但是，顺产也是需要条件的，准妈妈需了解。

准妈妈的精神状态良好

焦虑、紧张的情绪会消耗准妈妈的体力，还会使自己对疼痛的敏感性增加。同时，精神状态的好坏直接影响大脑皮质神经中枢命令的传送，使产力过强或过弱，影响胎宝宝的下降及转动，使产程进展缓慢。胎宝宝在子宫内待的时间过长，容易造成缺氧、窒息，甚至死亡。同时精神因素还可以导致产后大出血的发生。

产力强

临产时，宫缩较多，只有经过充分的宫缩，才能迫使宫口扩张开全，以利于胎头的下降。这时，准妈妈会感到一阵一阵有规律的腹痛，并且不断加重。只有经过充分时间的宫缩，才能迫使宫口扩张开全，以利于胎宝宝的下降。对初产准妈妈来说，短时间的疼痛是很难完成上述过程的。

产道够宽

产道分为骨产道与软产道两部分，这两部分的状态共同作用决定着胎宝宝娩出的顺利与否。

一般我们说的产道是指骨产道，即骨盆。它是一个形状不规则的椭圆形弯曲管道。骨盆的大小和形态必须符合产科对其规定的各项测量标准，胎宝宝才有可能顺利通过。如果准妈妈的骨盆异常，管道中的某些径线较短，胎宝宝通过时就会受阻，被固定的径线拦住而造成难产。

胎宝宝的条件

胎位和胎宝宝的大小也是自然分娩中的重要因素。

正常的胎位应该是头朝下，面部紧贴于胸部，双手环抱于胸部，两腿向胸部弯曲，这种姿势有利于胎宝宝及时转动来适应产道的形态。如果胎位不正，就很可能被卡住，影响娩出。

即使准妈妈的骨盆正常，一般来说娩出4000克以下的胎宝宝是没有问题的，但是如果胎宝宝体形过大或头部太大、太硬，不易被挤压时，通过产道就会有难度。

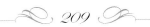

本周胎教课堂

ξ 做个晴天娃娃，体验手工的乐趣

晴天娃娃是一种悬挂在屋檐上祈求晴天的布偶，传说它能止雨，这也是它得名的原因。

动画片《聪明的一休》中，一休的妈妈给了一休一个晴天娃娃，希望保佑一休平安。晴天娃娃有自己的魅力，只要看到它灿烂的笑容，心情就会不由自主地好起来，它能给人带来快乐。

准妈妈不妨和胎宝宝一起，来做一个晴天娃娃，体验手工的乐趣。这个做法很简单，效果也很不错。

ξ 需要准备的材料

一块正方形的布（可选择自己喜欢的颜色）；一个乒乓球；彩色笔；绳子。

ξ 制作步骤

1 先把布的4个边剪成浪花状，这样制作出的晴天娃娃，更显活泼可爱。

2 把布平铺在桌上，将乒乓球放在布的正中央，抓起布的四角，把球包在正中央，做出头的样子，用绳子系好。

3 接下来给晴天娃娃化妆，用彩色笔画笑眯眯的眼睛、红红的小脸蛋、弯弯的嘴巴，帅气的晴天娃娃就做好了，准妈妈可以把它挂到想挂的地方。

Part 11

第10个月

（37~40周）

期待与宝宝的美妙约会

Qi Dai Yu Bao Bao De
Mei Miao Yue Hui

　　宝宝来了！准妈妈十月怀胎的辛苦、生产时的剧痛，一切的忍耐和委屈，在见到这张天使般纯洁的面容时，全部化作了疼爱，一切都是值得的！

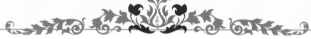

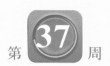
第 **37** 周

胎宝宝的发育

胎宝宝已经是足月儿了，随时都可能出生，本周宝宝其他方面的变化较少了，只是在全力蓄积脂肪而已。现在他的身长仅比前几周长了1厘米左右，达到51厘米，体重达到约3000克。

需要指出一点的是，所有的指标都是平均值，只是作为一个参考，胎宝宝之间的个体差别比较大，有的胖一些，有的瘦一些，只要出生时体重能达到2500克就算正常了。

从34周开始入盆，到本周，大部分胎宝宝已经完全入盆。此时的产检医生比较关注入盆的问题，如果还没有入盆会估计入盆的时间，并且看看不正常的胎位是否还能转正，如果无法转正，并且是很难顺产下来的横位，医生可能会建议剖宫产，那么就要做好手术的准备了。有一个建议，即使是足月了，也不要选日子去剖宫产，最好等到宫颈开了，宝宝想出来的时候再做，这时候胎宝宝的身体机能、状态是最好的。

覆盖在胎宝宝身上的胎毛和胎脂仍然在脱落，很快就要脱落完了，因而身体显得光滑了很多。头发的个体差别显现了出来，有的已经很长，最长的达到3厘米，又黑又密，有的头发虽然也较长，却显得稀疏发黄，有的却还是小光头，有的则形成了自来卷。不过此时的头发和出生后的头发发质没有必然关系，宝宝的头发还会发生较大的变化，一部分取决于遗传，一部分取决于营养。

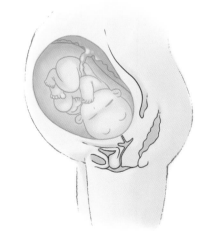

 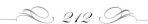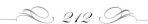

本周营养关照

ξ 有助于分娩的食物

一些食物可帮助准妈妈顺利分娩，选择自然分娩的准妈妈可在产前有意识地经常吃这类助产食品。

畜禽血

猪、鸭、鸡、鹅等动物血液中的蛋白质被胃液和消化酶分解后，会产生一种具有解毒和滑肠作用的物质，可与侵入人体的粉尘、有害金属元素发生化学反应，变为不易被人体吸收的废物而排出体外。

海带

海带对放射性物质有特别的亲和力，其胶质能促使体内的放射性物质随大便排出，从而减少积累和减少诱发人体机能异常的物质。

海鱼

含多种不饱和脂肪酸，能阻断人体对香烟的反应，并能增强身体的免疫力。海鱼更是补脑佳品。

豆芽

无论黄豆、绿豆，豆芽中所含多种维生素能够消除身体内的致畸物质，并且能促进性激素的生成，帮助准妈妈顺利分娩。

富锌食物

分娩方式与妊娠后期饮食中锌的含量有关，每天摄锌越多，自然分娩的机会越大，当缺锌时，子宫肌收缩力弱，无法自行娩出胎儿，还可能导致产后出血过多及并发其他妇科疾病。

肉类中的猪肝、猪肾、瘦肉等，海产品中的鱼、紫菜、牡蛎、蛤蜊等，豆类食品中的黄豆、绿豆、蚕豆等，硬壳果类的花生、核桃、栗子等，均含锌丰富，可以适当选择。

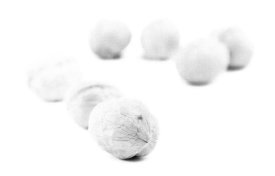

本周日常护理

ξ 开始每周做一次胎心监护

从孕37周起，医生会要求准妈妈每周到医院做一次胎心监护，如果有妊娠并发症，医生也会要求提前到怀孕28~30周开始做。

胎心监护是胎心胎动宫缩图的简称，是应用胎心率电子监护仪将胎心率曲线和宫缩压力波形记下来供临床分析的图形，通过信号描记瞬间的胎心变化所形成的监护图形的曲线，可以了解胎动时、宫缩时胎心的反应，是正确评估胎儿宫内的状况的主要检测手段。

胎心监护怎么做

在医院的胎心监护室里，医生会让准妈妈躺在检查床上，露出肚子。然后在准妈妈的肚子上绑上两个探头，用以监测胎心和胎动。一个绑在下腹部，即子宫顶端的位置，是压力感受器，主要是为了了解有无宫缩及宫缩的强度；另一个放置在腹部对应胎宝宝胸部或背部的位置，进行胎心的测量。持续进行约20分钟的监测，如果胎心音每分钟在120~160次以上，就说明胎宝宝基本正常，没有缺氧现象。

如何使胎心监护更顺利

1 胎宝宝一般有固定的作息习惯，准妈妈要留心观察每天胎动比较活跃的时间，选择这个时间去做胎心监护，避免不必要的重复。

2 做胎心监护前适当吃点东西，保持体力，以维持正常胎动。

3 如果监护过程中胎宝宝变得不爱动了，那很有可能是睡着了，可以轻拍腹部将他唤醒。

4 如果一次胎心监护的结果不理想，可以适当延长时间，或者吸一下氧后再做一次。

5 去医院做胎心监护可能恰巧碰到胎宝宝不爱动了，监护结果就会很不准确。建议准妈妈购买一台家庭用的胎心监护仪，这样自己就可以随时监测胎宝宝的情况了。

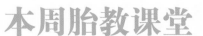

本周胎教课堂

ξ 了解分娩的好处会让情绪更好

十月怀胎虽然辛苦，但在收获可爱宝宝的同时，分娩对准妈妈的身心也有不少好处。

减少子宫内膜癌发生概率

怀孕期间，由于维护胚胎生存环境"稳定"的需要，子宫内膜也暂停了它的周期性剥脱出血。子宫内膜的上皮细胞在月经周期所必经的"损伤""修复""再损伤""再修复"的过程会暂时停止，发生癌变的机会也同时减少了。

减少卵巢癌发生概率

怀孕让女性体内产生一种抵抗卵巢癌的抗体，它能有效地阻止卵巢癌的发生。

治疗痛经及月经不调

在孕育宝宝的过程中，女性的身体如子宫、乳房会经过一个再次发育的过程，内分泌也能得到自发的调节，痛经和月经不调都会得到改善。

推迟更年期

孕育宝宝的过程会让卵巢暂停排卵，直到哺乳后的第4~6个月才恢复。这期间，大约有20个卵子推迟了排出时间，这会使卵巢的衰退时间推迟，从而可推迟更年期的到来。

感觉变得更灵敏

怀孕似乎能提升准妈妈的嗅觉，甚至味觉。当然，这样灵敏的嗅觉在怀孕初期可能会加剧晨起时的恶心感，但到了后期，却会令准妈妈倍加享受各种美味。

变得更美丽

怀孕期间，绝大多数准妈妈都会变得容光焕发，更加美丽，产前产后的细心调理会让这种美丽一直延续到生产之后。这是因为孕期女性基础代谢会增加，身体的内分泌能得到更好的调节，雌激素水平高，因而皮肤更光洁、弹性更好。

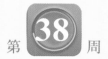

第 **38** 周

胎宝宝的发育

在出生前的最后时刻，胎宝宝仍在不停歇地增长，会继续囤积脂肪，在本周体重将达到3200克，身长也长了一些，不过不多，大约1厘米左右，此时身长约为52厘米。

胎位正常的胎宝宝，现在头部已经完全入盆了，进入盆内之后，头还会在盆内左右摇摆，有盆骨的保护，胎宝宝的头部很安全，不过准妈妈有时候可感觉到宝宝的头部撞得盆骨发痛。胎宝宝的头部入盆之后，小胳膊、小腿的活动空间就多了一些，为继续的发育和增长也提供了一些条件，在子宫里待到40周再出生的宝宝，体重比早些出生的宝宝普遍都会高一些。不过要提醒准妈妈，宝宝出生体重并非越重越好，如果超过4000克，就是巨大儿了。巨大儿不但容易难产，还会给日后的健康留下隐患。所以，准妈妈在这段时间要控制饮食，不能吃得太多。

在夜里出生的宝宝比例特别高，这可能与胎宝宝平时的作息规律有关，准妈妈要做好宝宝夜里出生的准备，在这段时间里不要让准爸爸在夜里外出。

胎宝宝在子宫里的变化很少了，可以说很大程度都在静等出生，准妈妈除了日常的胎教坚持做，可以不去特别关照胎宝宝了，更多的要保护自己的身体，注意小心活动，避免长期站立，洗澡的时候避免滑倒，另外密切注意身体的变化，有临产征兆，马上准备入院。

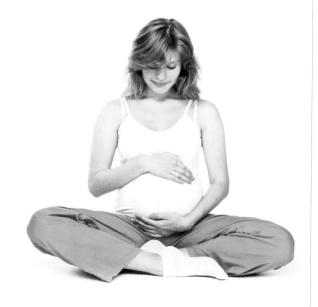

本周营养关照

准备一些增加产力的食物

生产是非常消耗体力的事，准妈妈要科学、合理地安排饮食，多储备些体力，增加"产力"。临产时，由于宫缩阵痛，有的准妈妈不吃东西，甚至连水也不喝，这是不好的。生产相当于一次重体力劳动，准妈妈必须有足够的能量供给，才能有良好的子宫收缩力。只有宫颈口开全，准妈妈才有体力把孩子分娩出来。如果进食不佳，会对生产过程产生很大影响。

1 从产前3~4周开始，就多吃鸡鸭鱼肉，补充优质蛋白质，能增强准妈妈的肌肉力量，强壮体质，而且蛋白质在准妈妈消耗大量能量的时候，可以源源不断地转化为能量，为准妈妈补充体力。

2 在产前1~2小时，准妈妈多吃些热量较高的食物，像大米、玉米、红薯、红糖、鸡蛋等，可以迅速补充体力，为顺利生产奠定产力基础。另外，巧克力被称为"助产力士"，准妈妈可以在待产包里也放些，进产房前吃一些，对体力有很好的维持作用。

不过，巧克力不能吃太多，其中脂肪含量太高，不太容易消化，吃多了不但不能助产反而引发呕吐。在进产房前吃1~2块就可以了。

3 在待产的时间里，要不断地补充能量，即使疼痛难忍，也要在两次疼痛的间隙里吃一些。千万不要不吃、不喝，否则消耗的能量不能及时得到补充，正式进入生产后，可能就后继无力了。在这段时间里选择的食物应该尽量能快速消化、吸收，以便快速补充体力，油腻的食物就不要吃了。

另外，有一个食疗方能帮助增加产力，在产前几天，用优质羊肉、红枣、红糖、黄芪、当归加1000毫升的水一起煮，煮到500毫升后，早晚服用，在生产时可发挥效力，让准妈妈保持体力，并尽快从疲劳中恢复过来。

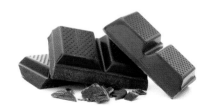

本周日常护理

ξ 了解临产三大征兆

临近预产期，许多准妈妈都变得很急躁，这种心情是可以理解的，但弄得草木皆兵却完全没有必要。越是临近生产，越要求准妈妈放松心情，保持头脑冷静。如果宝宝快要出生了，会出现一些征兆，准妈妈只需要注意观察即可。

规律性宫缩：与假性宫缩的无规律性不同，真正的宫缩开始后，收缩很有规律，强度逐渐加深，宫缩频率加快，每隔3~5分钟就收缩一次，每次宫缩持续时间较长，可以持续50~60秒。宫缩痛一阵紧似一阵的时候，就预示着快要生产了，要马上去医院。

破水：包裹胎宝宝的羊膜囊破裂，羊水从阴道流出就是破水了。准妈妈此时会感觉有液体自阴道不自主地流出，不能像控制尿液一样控制住。一旦发生破水，不管在什么地方要马上平卧，垫高臀部，防止羊水继续流出，造成脐带脱垂的严重后果，并且垫些

干净护垫，预防感染，同时联系120并通知家人，尽快进医院。破水后6~12小时如果仍没有生产迹象，医生会使用缩宫素促使尽快生产，以免发生宫内感染。

见红：胎头入盆后，胎膜和子宫壁逐渐分离，摩擦会引起血管破裂而出血，胎头压迫子宫颈使得封住子宫颈的黏液栓脱落，脱落时带着血液一起流出，就是见红了。作为临产征兆的见红，颜色一般为茶褐色、粉红色或鲜红色，出血量比月经量少，混合黏液流出，质地黏稠。见红后24小时，阵痛可能就会开始。也有部分准妈妈在生产前1周或更早见红。

但是如果出血量超过月经量或者大量涌出，就可能是胎盘剥离或血管破裂引起的，需要尽快去医院。

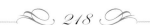

本周胎教课堂

ξ 《葡萄园里的珍宝》，父爱一直都在身边

　　这是一个适合父亲来讲述的故事，当一家人一起出门散步时，准爸爸可以放慢脚步，给准妈妈和腹中的胎宝宝讲述这样一个故事，告诉胎宝宝，不管什么时候，爸爸都是爱他的。

葡萄园里的珍宝

　　在山的南边，住着一个老农夫和他的三个儿子。这个老农夫有一大片的葡萄园，每年都会长许多紫红色、甜美多汁的大葡萄。可是老农夫年纪大了，体力渐渐衰弱，再也不能到园里工作，而他的三个儿子虽然已经成年，却十分懒惰，眼看着园子一天天地荒芜了。

　　临终前，他把三个儿子叫到身边，对他们说："我的孩子们，在葡萄园里，我埋藏着一批珍宝，你们生活困难时就挖出来补贴家用吧。"说完他就去世了。儿子们见父亲已死，立即找来锄犁，挖的挖，耕的耕，翻土三尺，可是始终也没有找到那批财宝，而整座葡萄园由于他们的耕、挖等于来了一次精耕细作。虽然他们没有找到意外之财，而土地却给了他们奖赏。

　　第二年，葡萄获得了大丰收，每颗葡萄都圆滚滚的，像一颗颗紫红色的大珍珠发出耀眼的光芒。三兄弟高兴极了，他们把一部分葡萄运到镇上去卖，一部分酿成了葡萄酒，赚了一大笔钱。

　　"虽然没有找到珍宝，但把园子松了土总是对的！"老三开心地说道。

　　老二说："现在我总算明白父亲的用心了！其实他是要咱们辛勤劳动，这样才能收获无数珍宝。"

　　老大感慨地说："你们看，那满园的葡萄不就像珍宝吗，它们是那样的闪亮、美丽！"

　　　　　　　　　　　　　　　——选自《伊索寓言》

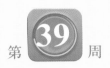

胎宝宝的发育

性急的宝宝等不到孕39周就已经出生了，那些还没有出生的胎宝宝在子宫里体重还在增加，大约在3200~3400克之间，一般情况下，男宝宝比女宝宝略重一些，身长将达到53厘米，与新生儿没有多大差别了。

在体重增长明显的同时，身体组织也在悄悄地继续发育，身体各部分器官已经发育完成，肺是最后一个发育完成的，一定要等到宝宝出生几个小时后，正常的呼吸方式才能正式建立起来，真正地发挥作用。

此段时间，胎宝宝的头部已经完全入盆，胎宝宝运动受到了较大的约束，胎动比较少了，显得安静了很多，准妈妈不要因为胎动减少而担心，这是正常现象，说明宝宝马上就要出生了。

准妈妈的身体会越来越沉重，要小心活动，避免长时间站立，避免提取重物，也注意不要碰撞肚子。有很多现象是现在这个时候准妈妈必须注意的，比如见红、破水、宫缩等现象，当发现出血量较大，羊水流出或肚子规律的收缩，一阵一阵发硬，并感到疼痛或腰酸，就意味着马上要生产了，这时尽快到医院待产是很必要的。

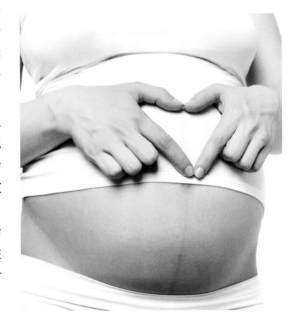

本周营养关照

分娩时，准妈妈的饮食安排

在一般情况下，初产妇仅第一产程就需12～16小时之多。而产妇摄入的营养，既要满足自身呼吸、心跳、排泄等基础生命活动的消耗，又要为胎儿生存提供必需的养分，还要为子宫收缩所需提供大量的能量。可以说，临产相当于一次重体力劳动，产妇必须有足够的能量供给，才能有良好的子宫收缩力，宫颈口全开才有体力把孩子排出。

因此，安排好分娩时准妈妈的饮食是十分重要的。可按产程做如下安排：

第一产程时，由于不需要产妇用力，因此产妇可尽可能多吃些东西，以备在第二产程时有力气分娩。所吃的食物一般以碳水化合物性的食物为主，因为它们在胃中停留时间比蛋白质和脂肪短，不会在宫缩紧张时引起产妇的不适感或恶心、呕吐；其次，这类食物在体内的供能速度快。食物应稀软、清淡、易消化，如蛋糕、挂面、糖粥等。

第二产程中，多数产妇不愿进食，此时可适当喝点果汁或菜汤，以补充因出汗而丧失的水分。由于第二产程需要产妇不断用力，产妇应进食高能量易消化的食物，如牛奶、糖粥、巧克力。如果实在因宫缩太紧，很不舒服不能进食时，也可通过输入葡萄糖、维生素来补充能量。

两例催生食品

紫苋菜粥：将紫苋菜250克洗净切丝；粳米100克洗净，加水煮粥，粥将成时加入适量猪油、精盐、味精、紫苋菜，粥熟即可食用。产妇临盆时食用，能利窍滑胎易产。

空心菜粥：将空心菜150克洗净切碎；粳米100克洗净，加水煮粥，粥半熟时放入空心菜、精盐、猪油、味精各适量煮至粥成。产妇临盆食之能助滑胎易产。

本周日常护理

ξ 了解分娩的三大产程

对于分娩，准妈妈是既期待又害怕，其实，胎宝宝离开母体要经过三个阶段，医学上称为三个产程。这三个产程就是从子宫有节奏的收缩到胎宝宝胎盘娩出的全部过程，完成这个过程，才算分娩结束。

痛苦的第一产程

第一产程是指从子宫口开始扩张，直到宫口开全的过程。这是整个产程中经历时间最长的一个产程，初产准妈妈大约需要8~14小时，经产准妈妈大约需要6~8小时。

第一产程开始后，子宫颈会变软，子宫口缓缓张开，羊水和黏液也随之出现，其主要起到润滑作用，帮助胎宝宝通过产道。然后子宫自动开始收缩，加大子宫内的压力，挤压子宫口，使子宫颈扩大，帮助胎宝宝往下滑。阵痛出现，子宫口开始张开，开到大约1厘米后会停止一段时间，然后以每次2~3厘米的速度缓缓张开，直到开到10厘米时，就准备进入第二产程了。

关键的第二产程

第二产程在整个产程中是比较关键的，指的是从子宫口开全到胎宝宝娩出的一段时间。初产准妈妈大约需1~2个小时，经产准妈妈大约在1个小时以内，有的更短，甚至仅数分钟。

子宫口开始张开时，羊水破裂，此时准妈妈会感觉有股温暖的液体从阴道流出。此时宫缩时间会越来越长、频率越来越大。阵痛时会有排便的感觉，这时准妈妈要密切配合医生的口令，进行呼吸和用力，直到胎宝宝娩出。

轻松的第三产程

第三产程指的是从胎宝宝娩出到胎盘娩出，大约需要5~15分钟，一般不超过30分钟。

胎宝宝娩出后，宫缩会有短暂停歇，准妈妈会一下子感到轻松许多。大约相隔10分钟，又会出现宫缩，将胎盘及羊膜排出。这时，整个分娩过程才宣告结束了。

通常情况下，分娩后，妈妈和宝宝都要留在产房观察2小时左右，如果没有异常，就可以回病房休息了。

ε 缓解阵痛的方法

与一般的疼痛不同,阵痛越严重说明离胜利的终点越近。在整个生产过程中,阵痛最严重出现在第一产程的活动期,主要原因是子宫收缩、肌肉紧张和心理恐惧三个因素共同作用所导致,现在有较为成熟的方法可以缓解准妈妈的阵痛。

1 转移注意力法。精神越紧张,疼痛感就越强,所以当阵痛袭来的时候,不要紧闭眼睛,静静感受疼痛,那样疼痛感会更鲜明,可以采取将注意力集中在某个地方,比如注视其他人的表情、动作或谈话等,再者就是尝试按摩、淋浴等转移注意力。在疼痛的时候,可以请准爸爸帮忙按摩、触摸大腿和腰骶部、腹部等酸痛的部位,按摩时,准爸爸抚摸到哪一区域,就把注意力集中到哪里,哪里就自然会放松,这种方式缓解疼痛的效果较好。另外热敷、冷敷疼痛部位的方法用来缓解疼痛也是可取的。

2 适当运动方法。准妈妈做身体摇晃、点头、肢体摇摆等有节律性动作对缓解阵痛有较好的作用,还可以抱着准爸爸在站姿下慢舞摇摆、坐摇椅、坐生产球摇摆等方法缓解阵痛,也可以在准爸爸的帮助下变换待产姿势,比如半躺、蹲姿、侧卧等姿势来增进骨盆血液循环,缓解不适感,另外还可以趴在床边或椅背上,当宫缩开始时,摇摆臀部,能有效缓解疼痛。其中生产球是一个很好的工具,其承受力、与准妈妈的身体贴合度都较好,准妈妈坐在上面,身体不适感可以大大减轻。

3 积极想象。进行积极的想象世界,比如在呼气时想象疼痛通过嘴离开了身体,在疼痛的时候想象随着疼痛加重,子宫颈已经变得柔软而有弹性,胎宝宝正在努力向子宫外挤,很快就要和准妈妈见面了等方式,都可以起到很好的缓解阵痛的效果。

4 积极的心理暗示。准妈妈要不断地告诉自己,阵痛越强烈,说明宫缩越强,距离宝宝出生也就越近。在这样的暗示下,有的准妈妈甚至会期待阵痛更强烈些。

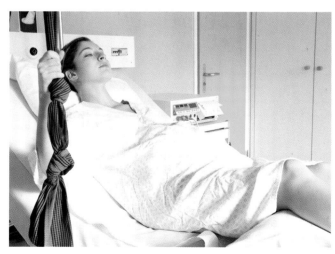

Part 11 第10个月 期待与宝宝的美妙约会

本周胎教课堂

ξ 听《彼得与狼》，做个勇敢的宝宝

《彼得与狼》是音乐大师普罗科菲耶夫为了让孩子了解交响乐而创作的，形式新颖活泼，旋律通俗易懂，富有艺术魅力。整个乐曲生动活泼，犹如在你面前展开一幅生动的画。

《彼得与狼》最美妙的地方在于，作曲家通过交响乐队的各种乐器，如弦乐、管乐、打击乐，来叙述童话故事，用不同的乐器来表现不同的人物，故事与音乐融为一体。比如，长笛的高音区表现小鸟的灵活好动，弦乐描绘了彼得的机智勇敢，双簧管生动地刻画出小鸭子那蹒跚的步态，爷爷老态龙钟的神态由大管浑厚、粗犷的声音来表现，狼阴森可怕的嚎叫用三只圆号来体现。

准妈妈，去听听吧，让胎宝宝跟小鸟、小猫、小鸭子玩玩，并与彼得一起战胜恶狼，做一个勇敢的宝宝。

ξ 《打电话》

这是一首很受小朋友欢迎的儿歌，天真稚气的孩子喜欢模仿周围的生活。这首儿歌表现的是宝宝模仿大人打电话，朗朗上口，充满童趣。

打电话

两个小娃娃呀，
正在打电话呀，
"喂喂喂，你在哪里呀？"
"哎哎哎，我在幼儿园。"

两个小娃娃呀，
正在打电话呀，
"喂喂喂，你在干什么？"
"哎哎哎，我在学唱歌。"

小贴士

准妈妈可以和胎宝宝互动来唱唱这首儿歌，想象胎宝宝正在跟你打电话，快乐的游戏与朗朗上口的歌词会让你们合作得很愉快。

 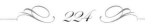

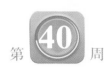

第 **40** 周　　胎宝宝的发育

胎宝宝所有的身体机能均达到了出生的标准，大部分的宝宝都会在本周出生，不过也有的宝宝不那么着急，到了预产期还不出生。在这种情况下，准妈妈也不要太着急，早于预产期或晚于预产期2周出生都是正常的，因为预产期的估计和实际情况是有所差距的。

但如果超出预产期2周仍没有临产的迹象，就要马上采取措施了。超过实际怀孕40周时，原来清澈透明的羊水会变得混浊，同时胎盘功能也开始老化，胎宝宝会因此而缺氧，这时去医院，医生会采取适当措施尽快让宝宝娩出。

这段时间胎动虽然少了，但是仍然会规律出现，准妈妈要密切注意，如果胎动减少，可以适当给予一些刺激，那些能引起胎宝宝的反应的故事、音乐、游戏等都可以用，看看胎宝宝现在的反应如何，如果没有该有的反应，也要尽快到医院。

现在的胎宝宝只差呼吸新鲜空气了，在出生后呼吸到第一口空气的时候，心脏和动脉的结构会被激发，瞬间发生变化，从而使血液能够输送到肺部，宝宝就是一个拥有完整身体机能的小生命了。

现在准妈妈和准爸爸都处于备战的状态，家庭气氛比较紧张，要注意缓解，太过紧张对分娩是没有好处的。此时，可以一起听听音乐，想象一下跟宝宝初次见面的情形，并且积极练习拉梅兹呼吸法，想象在产程中如何用力等这些对生产有实际作用的事。

本周营养关照

ξ 新鲜蔬果可降低分娩危险

在怀孕期间，尤其是怀孕后期，如果准妈妈体内维生素C充足，可以降低在分娩时遇到危险的概率。

在分娩时，增量服用维生素C的准妈妈，羊膜早破率比未服用维生素C的孕妇要低5%。因此，科学家们认为，增量服用维生素C有利于保持白细胞中储存的营养，从而有利于防止羊膜早破。

而在怀孕期间，由于胎宝宝发育占用了不少营养，所以准妈妈体内的维生素C及血浆中的很多营养物质都会下降。实验证明，在准妈妈的饮食中加强维生素C的补给能够防止白细胞中的维生素C含量下降，从而防止羊膜早破。

多吃新鲜蔬果

由于维生素C是水溶性的，在人体内存留的时间不长，未被吸收的维生素C会很快被排出体外，因此准妈妈每天都需要补充，应当多吃一些含丰富维生素C的新鲜果蔬，比如橙子、西蓝花等，橙子里的维生素C含量非常丰富，250毫升橙汁通常维生素C含量能达到100毫克。

新鲜的蔬果汁也是准妈妈产前的理想选择，饮用方便，口感好，也能迅速补充所需的营养素，还能促进排除体内堆积的毒素和废物，使血液呈碱性，把积累在细胞中的毒素溶解并由排泄系统排出体外。

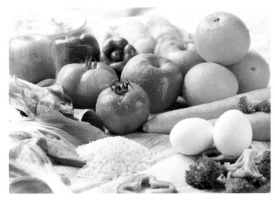

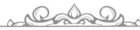小贴士

在必要的情况下，医生可能会叮嘱准妈妈补充维生素制剂，但如果不必要，准妈妈这个月起就不要再补充各类维生素制剂了，以免引起代谢紊乱。建议每天食用2种以上蔬菜和至少1种水果。

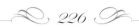

本周日常护理

过了预产期宝宝迟迟不发动怎么办

十月怀胎，一朝分娩。可预产期到了，胎宝宝还没有要出生的迹象，准妈妈会着急，一会儿担心羊水少，一会儿担心宝宝缺氧……其实预产期只是一个大概的日子，不是所有的胎宝宝都按照预产期出生。只要胎宝宝在宫内情况正常，一般超过预产期半个月生产是正常的不要担心，如果超过半个月则需要配合医生采取措施。

预产期超过两周内

如果胎心监护正常，胎盘功能尚佳，羊水也清澈，就不必担心，也不必住院，可以耐心等待产兆出现。超过预产期后每三天去医院进行一次检查，了解胎宝宝与准妈妈的健康状况。要经常注意胎宝宝是否活动，活动是否与往常一样。如果胎宝宝的胎动减少或明显不动，就要立即去医院检查。

平常可以通过增加运动量，多活动，延长散步时间等来促进宫缩，另外每天可以多做几次上下楼梯的动作对刺激子宫和骨盆较有效，准妈妈还可自行按摩乳房、乳头，一般每天15分钟，刺激乳头会促使子宫收缩，能起到较好的效果。

预产期超过两周

如果确诊为过期妊娠或者超过预产期2周了，还没有临产征兆，但是宫颈条件已经成熟，12小时内胎动累计数小于10次或胎心监护不良，羊水过少，并发中度或重度妊娠高血压疾病，胎宝宝体重大于4000克，这时医院会采取催产手段结束孕育，一般是在阴道给药或者静脉注射缩宫素。一般情况下给药几小时后，就会发生宫缩反应。当宫颈口开到2厘米时，就进入正常的待产程序了。如果胎宝宝有宫内窘迫的现象，就需要直接进行剖宫产；如果胎宝宝正常，宫颈条件已经成熟，医生会根据宫颈情况进行催产。

为避免过期妊娠的发生，准妈妈应合理安排休息时间，适量运动，怀孕是一个正常的生理过程，态度要积极，心态要平和，定期做产前保健检查，听取医生的建议。

本周胎教课堂

♪ 运动胎教：准妈妈在分娩时怎么用力

宫口开全就可用力了，此时，准妈妈需要配合阵痛，有意识地施加腹压，这种腹压便称为"使劲"。以头胎准妈妈来说，从子宫口全开开始到胎宝宝娩出为止，一般不能超过2小时的时间。由此可知，会不会用力、使劲，对生产是否顺利很重要。

分娩过程分为三个阶段，每个阶段用力重点各有不同。

第一阶段：均匀呼吸，不用力。在此阶段应注意有意识地锻炼腹式深呼吸。宫缩时，深吸气，吸气要深而慢，呼气时也要慢慢吐出；宫缩间歇期，最好闭眼休息，以养精蓄锐。

第二阶段：用尽全力，屏气使劲。宫口开全后，当宫缩开始时，临产准妈妈应双腿屈曲分开，两手抓住手柄，像解大便一样用力向下，时间越长越好，以增加腹压，促进胎宝宝娩出。宫缩间歇时，充分放松休息，自选下次宫缩时再用力。

第三阶段：再次用尽全力。此时，你还可按照第二阶段的屏气法用力，用尽全力，以加快胎盘的娩出，减少出血。

在掌握正确用力方法的同时，还要注意避免错误用力

分娩时不可大声呻吟或大喊大叫，否则可能因为过度换气，导致母体缺氧、胎宝宝的脑部、脐带、子宫、胎盘循环血量减少，继发碱血症等等，还会过多地消耗体力，等到真正用力时可能会无力可用。

不要在第一产程就屏气用力。否则，会过早地消耗体力，导致后面产程真正需要用力时反而无法使用力气，而且过长时间屏气容易导致呼吸性酸中毒。

胎头即将娩出时，不要再向下屏气用力，不然可能会导致胎宝宝娩出过快，造成准妈妈会阴部裂伤。

小贴士

在第二产程胎头露出后，宫缩强烈时，准妈妈不要再向下用力，以免造成会阴严重裂伤。宫缩间歇时，准妈妈稍屏气向下用力，使胎头缓缓娩出。